Sitting Still Like a Frog

Mindfulness Exercises for Kids

(and Their Parents)

親と子どものためのマインドフルネス

1日3分!

「くらべない子育て」で

クリエイティブな脳とこころを育てる

エリーン・スネル 著

Eline Snel

出村　佳子 訳

Yoshiko Demura

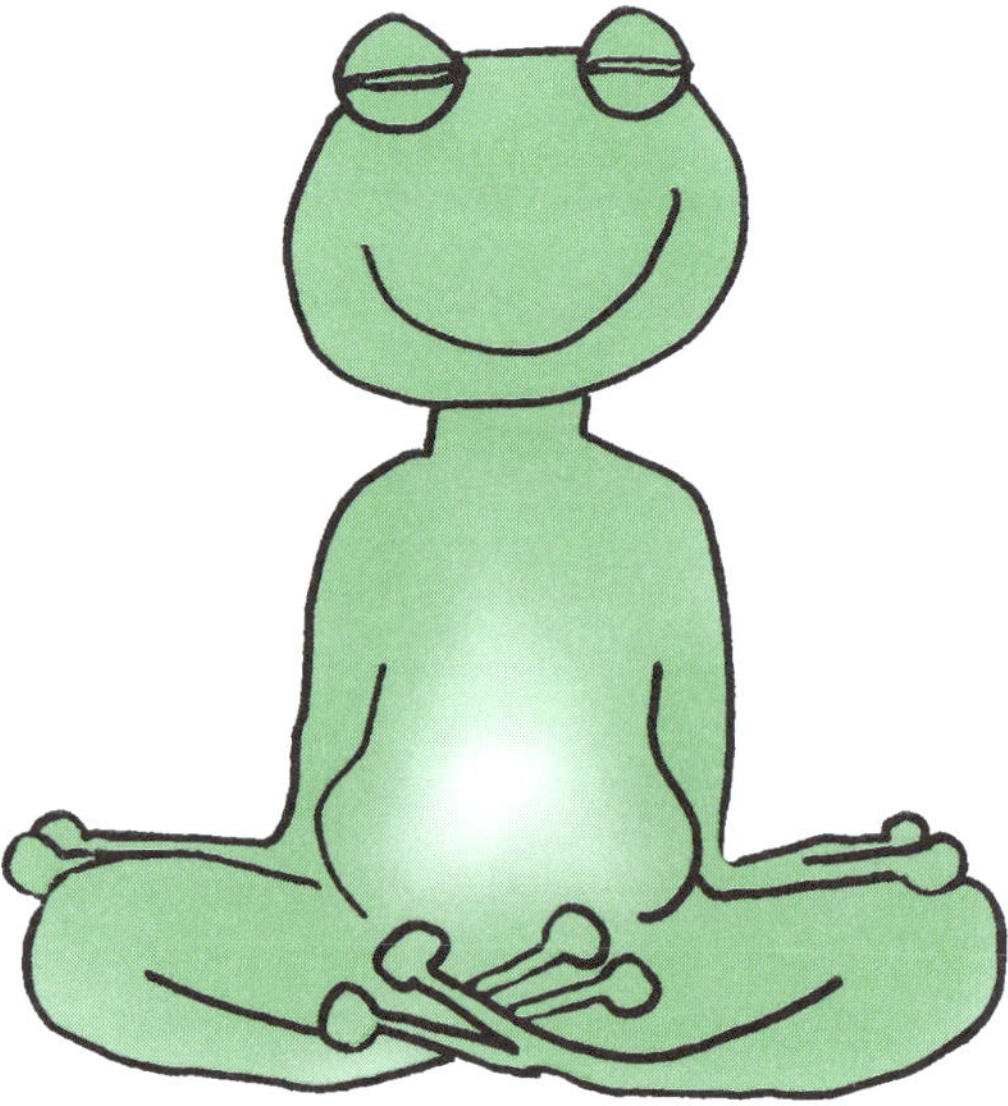

Illustrations : Mirjam Roest

自分を愛するには、
自身をよく知る必要がある。

夫のヘンク、
愛する子どものハンス、
アン・マージリン、コーエン、リクに、
あらゆる機会で、自分にも他者にも、
愛と、受容と、安心と、意欲とを
深く感じとってくれたことに、
こころより感謝します。

まえがき

訳者
出村 佳子

じっとしていられない子、すぐに泣く子、夜なかなか寝つけない子、乱暴な子を前にして悩む親御さん、そして子どもに関わる大人たち――。

この小さな本には、子どもと大人が、不安やあせり、いらだち、恐怖をやわらげ、気持ちをスーッと落ち着かせるのに役立つ、シンプルな子育ての秘訣とマインドフルネスのアイデアがたくさんつまっています。

マインドフルネスって、なんでしょうか?

マインドフルネスとは、ひとことでいうと、よいとか悪いという価値判断を入れずに「いまここ」に意識を向け、ありのままに気づくことです。

1の章には、マインドフルネスとはなにかということが、わかりやすく説明されています。

2の章では、マインドフルな状態で子育てする方法が紹介されています。理想を追いかけたり、他の子とくらべたりするのではなく、こころをひらいて目の前の現実に向き合い、子どもと自分自身をあるがままに見つめます。

3の章では、意識を呼吸に向けるエクササイズ、4の章では、感覚を澄《す》ませて注意力（気づき）を育てるエクササイズ、5の章では、からだ全体に気づくエクササイズが紹介されています。

からだはたくさんのことを教えてくれます。からだを見ると、こころの緊張、恐れ、いらだちなど、いろいろな状態がわかります。呼吸・感覚・からだ全体に注意を向けることで、「いまここ」に戻り、こころが落ち着き、この瞬間にいることができるのです。

6の章は、自分の気持ちをありのままに見るエクササイズが紹介されています。

7の章は、怒りや恐怖など、いやな気持ちがわき起こったとき、それに巻き込まれないようにするにはどうすればよいのか、そのコツが取り上げられています。

8の章は、多くの方が持っている「悩みって止められるの？」「思考は止まるの？」といった疑問に答えています。

9の章は、思いやりを育てる方法、10の章は、とらわれを手放して願いをかなえることについてです。

人生では、さまざまな波が起こってきます。私たちは波を操作することも、止めることもできません。でも、波に乗ることはできます。

絶えず変化しつづける人生の波にうまく乗り、「いまここ」に生きるコツが、このマインドフルネスにあります。気持ちの波をあるがままに、やさしく見つめることで、事実や状況に基づくよい選択をし、よい生き方ができるようになるのです。

この本には、カエルが登場します。カエルは遠くまで跳びはねることができますが、静かにすわっていることもできます。

こころも同じです。遠くまでさまよいますが、静かに落ち着いていることもできます。

カエルのおなかを見ると、息が出たり入ったりするたびに、おなかが動いているのがわかります。

私たちも、おなかに注意を向けると、おなかが動いているのがわかるでしょう。こころが静かになり、落ち着きます。注意が他のことにそれたときには、それたことに気づいて、呼吸に戻りましょう。このように注意深く、マインドフルでいることで、いつでも「いまここ」にいられるのです。

本書には、マインドフルネス・エクササイズのＣＤが付属されています。ぜひ、お子さんといっしょに楽しみながら、「いまここにいる」ことを、ゆったり味わっていただければ幸いです。

次の時代を生きる子どもたちが、「いまここに生きる」ことを大切に、日々穏やかなこころで、元気に、健やかに過ごせますようにと、こころより願っております。

はじめに

マサチューセッツ大学医学部名誉教授
ジョン・カバットジン

二〇一一年四月、オランダ・アムステルダム中心部の大きな書店を見て歩いているとき、『Stilzitten als een kikker : Mindfulness voor kinderen（5–12 jaar）en ouders』（邦題『親と子どものためのマインドフルネス——1日3分！「くらべない子育て」でクリエイティブな脳とこころを育てる』）が目にとまりました。オランダ人のマインドフルネス・ストレス低減法の指導者、ジョーク・ヘルマンズ氏が指し示してくれたのです。彼はこの本をすでに愛読していました。

そこには、数年前まで大きな書店のメインストリームに見られなかったマインドフルネスに関する書籍が、平積みに並べられていたのです。

この際立ったディスプレイを目にしたとき、私たちはいままさに、マインドフルネス・トレーニングが日常の生活に欠かせないものになっている新たな時代に生きている、ということを実感しました。

この数十年のあいだ、多くの国々でマインドフルネス・トレーニングを学校に導入しようとするムーブメントが高まっています。エリーン・スネル氏が書かれたこの著書と、エリーンがオランダの子どもたちととり組んできた活動は、これに大きな影響をあたえていることは間違いありません。

エリーンの著書を読んだとき、私が最初に受けた印象は、彼女はまっすぐで、想像力に富み、子どもにわかりやすいアプローチを切りひらいていることでした。

マインドフルネスの実践は、どの年齢の方にとっても、シンプルで、役に立つものです。

マインドフルネスにおいてなによりも重要なのは、気づきです。「自己への気づき」と「他者・世界への気づき」を深く育てる方法を「学ぶ」ことです。気づくことで、自分の内と外に大きなメリットが得られるのです。

でも、この気づきをどのように学び、どのように子どもに教えればよいのか、大人はよくわかっていません。一〇年先や二〇年先、いや五年先でさえ、子どもにとっていちばん必要となる具体的な知識はなにかということはわからないのです。といいますのも、いまの子どもが成長したときの世の中や仕事の状況は、現在のものとはかなり違うからです。

私たち大人にわかることといえば、「子どもは、気づきや注意の向け方、注目や集中の仕方、聞き方、学び方、自分自身（思考・感情）や他人とのよい関係の築き方を知る必要がある」ということです。

こうした能力、学習、経験的な知識を身につけていくことが、マインドフルネスの核になるのです。

マインドフルネスは、私たちに本来そなわっている能力のひとつです。トレーニングを重ねるなかで、こつこつ育て、深めていくものです。種を植え、水をやり、しっかり育てるものなのです。

そうすると、種が根づき、こころという土壌で育ちます。明るく、役に立つよう、創造的に育っていきます。やがて花ひらき、実を結ぶのです。

こうしたことはすべて、「注意を向ける」ことと「いまここにいる」ことから始まります。

たとえば、学校で出席をとるとき、子どもたちは自分の名前が呼ばれると、「はい」と返事をします。これは、「私はここにいます」（出席しています）という意味です。でも、教室にいるのは「からだ」だけという場合もあります。「こころ」は別のことを考えて、「いまここ」にいないのです。

そこで、マインドフルネスのトレーニングをすることで、「いまここにしっかりとこころを向ける」ことが身につきます。まさに本書と、付属ＣＤのエクササイズが、役に立つでしょう。子どもと子どもに関わる大人を対象に、わかりやすく、遊びの感覚で楽しめるよう、マインドフルネスの基本が紹介されています。

子どもが「いま」にいられるよう――あたまと、こころと、からだが「いまここ」にいられるように――育て、導きます。

私たちは自分の経験に注意深く気づいているとき、「いまにいる」ことができます。瞬間瞬間、最もはっきりとあらわれ、最も重要な経験に注意を向けることによって、注意力の質が高まり、深まるのです。

マインドフルネスは、だれでもできる実践ですが、意図的に育てようとする人はあまりいません。

マインドフルネスには、注目と集中する能力が必要です。そこで、子どものときからこうした能力を育てるトレーニングを始めてみてはいかがでしょうか。現代社会はあまりにもペースが速く、複雑化しています。「どうすれば、いまの瞬間にいられるのか」を学ぶことによって、子どもは世の中を理解し、学び、成長し、自分にできることで社会に貢献するようになっていきます。これは、子どもにとって絶対に必要なことなのです。

注意と気づきは、「マインドフルネス」（mindfulness）と呼ばれていますが、「ハートフルネス」（heartfulness）と呼ぶこともできるでしょう。これを理解することは、とても大切なことです。

といいますのも、私たちが育てようとしているのは、ただ単に知的な能力だけでなく、自分や他者への思いやりを含めた生き方全体だからです。多角的な知性、ものごとの認識の仕方、「いまここにいる」方法を育てようとしているのです。

これをどう呼ぼうとも、医療や神経科学の研究では、マインドフルネスがこころとからだの健康によい結果をもたらす、なくてはならない重要な「生きるスキル」であることが示されています。一生を通じて、こころの能力（ＥＱ）、学習、健康全般をサポートし、高めることが確認されているのです。

本書には、子どもに関わる大人たちが「マインドフルネス」について学び、それを子どもとともに身につけていく、優れた実践法が紹介されています。さまざまなエクササイズがありますが、なかでも私のお気に入りは、「わたしのこころ119ページの天気」です。

アメリカの学校では最近まで、子どもたちがマインドフルネスを育てる機会はあまりありませんでした。現在ではだんだん浸透しつつあり、授業やカリキュラムにもとり入れられるようになっています。

親もまた、マインドフルネスにますます関心を持ち始めています。自分自身のために、また、子どもが学校や人生で出あうさまざまな問題にうまく対処できるよう子どもにその方法を教えるために、意欲的にマインドフルネスを学ぼうとしているのです。

子どもがマインドフルネスを実践できるようにサポートすることは、親にとってやりがいのある、すばらしい行為になるでしょう。

ただ、このとき親が自分の期待や熱意に駆《か》られすぎて、子どもに一方的に押しつけないようにすることが大切です。

注意力や落ち着き、思いやりを育てるトレーニングをしている子どもにたいして、なにかよい結果を期待するのは当然でしょう。でも、過剰に意気込んだり、よい結果が得られるようにあまりにも強く執着しすぎると、逆効果になります。

子どもはもしかするとマインドフルネスはもういやだ、と思うかもしれません。さらに、そのようにプレッシャーをかけることは、マインドフルネスのエッセンスのひとつである「結果を設定しないこと」からそれてしまうのです。

ここが、著者エリーン・スネルのこころの豊かさと経験が生きてくるところです。彼女は、そうしたことに関し、子どもにたいしてふさわしいトーンで話しかけることに非常に長《た》けています。幼い子どもにも、思春期直前の子どもにも、愛らしい陽気さで接することができるのです。

同時に、子どもが抱えている深刻な不安に寄り添うこともします。そして、子ども自身が創造的なやり方で、自分の複雑な感情や思考、子ども時代の大部分を占める最も困難な友だちや人とのつき合い方に向き合い、受け入れ、とり組めるように手助けするのです。

軽やかでありながらも、深く、まっすぐに子どもを見つめるエリーンの視点が、本書のマインドフルネス・トレーニングを、しなければならない重荷としてではなく、ゲームや実験、アドベンチャーのようなものにしているのです。

本書に付属されているCDの「マインドフルネス・エクササイズ」を、探究心や冒険心を持ってつづけてみてください。これは、子どもにも大人にも大いに役立つでしょう。

始めると、エクササイズをしないではいられなくなるかもしれません。といいますのも、エクササイズをしなければ、CDや各ページにちりばめられた喜びと冒険の楽しみ、母であり祖母でもあるエリーンの子どもへのあたたかさ、心配、気づかいが感じとれなくなってしまうからです。

本書で紹介されているエクササイズを、親と子どもがいっしょに実践し、探究していくなら、ストレスが軽減され、生きるスキルが高まります。そして、子どもが思春期や、それ以上の年齢になったとき、大きな財産として役に立つでしょう。

近年、ストレスが発育中の子どもの脳に有害な影響をもたらすことが確認されています。そのため、マインドフルネスがますます必要とされているのです。マインドフルネスのトレーニングは、学習環境の向上やリラックスするためだけに、オプションとして付け加えるものではありません。マインドフルネスは、最適な学習と感情のバランスを保つために欠かせないトレーニングです。過度のストレスによる悪影響から、発育過程にある脳を守ってくれるのです。

大人に関していえば、「マインドフルネスのトレーニングをすることで、衝動の制御、意思決定、視点取得、学習と記憶、感情制御、からだのつながりの感覚など、実行機能に関連する脳の重要な領域によい影響をあたえる」ということが示されています。

極度に強いストレスに絶えずさらされつづけていると、脳の機能全体が急速に低下していきます。学習、明晰《めいせき》な意思決定、相手の気持ちを理解する能力が、育たなくなるのです。自信や、他者とのつながりの感覚も、薄れていくことはいうまでもありません。

一方、マインドフルな状態でいると、能力が向上します。「神経系や脳が発達過程にあり、ストレスの悪影響を敏感に受けやすい子どもに、よい効果がある」との科学的な証拠が増加しているのです。

子どもは、まさに「いま」の瞬間に生きています。過去や未来にこころを奪われることは、それほどありません。自然に「いま」にいるのです。

そこで、私たち大人にできる最も重要なことは、子どもが持っているこの「自由なこころ」と「いまにいる」という自然な性質を損なわずに、その性質を強め、育てることです。

学童期の子ども、さらには幼児期から、マインドフルネスのトレーニングを始めると、非常に有益であるという科学的証拠が増加しています。

本書で紹介しているシンプルなエクササイズをつづけていくなら、子どもは思いやりややさしさ、共感などの向社会的行動だけでなく、これまで述べてきたさまざまな能力を育て、最大限に活《い》かすことができるでしょう。

自宅や学校など、日常生活のなかでマインドフルネスを使うことができるようになるのです。

マインドフルネスとは、「価値判断を入れずに、意図的に、いまの瞬間に意識を向けることから生じる注意や気づき」のことです。

マインドフルネスは普遍的なもので、どんな文化にも、伝統にも、信仰にも属しません。これまで見てきたように、あらゆる学びの基盤になる重要なものなのです。

こうした理由から、とくに近年、さまざまな領域でマインドフルネスの有効性が明らかになっています。学校では、ますます多くの先生方が、自分のためにマインドフルネスのトレーニングを求めるようになっているのです。

また、ビジョンを持つ学校の指導者や経営者とともに、アメリカ国内外において、マインドフルネスの技法を、適切なレベルと方法を用いて、K—12教育（アメリカの初等教育から高等教育）に導入しようと活動を拡大しつつあります。

このような広がりに並行して、親が子育てにマインドフルネスをとり入れる活動も、広がりつつあります。

どちらの活動も、科学的に研究され、その初期の結果は有望なものとなっています。

マインドフルネスのやり方を学び、生活のあらゆる場面で必要に応じて実践することは、演奏家が楽器のチューニングの仕方を学び、演奏するようなものです。オーケストラの演奏家は、まず、時間をかけて自分の楽器をチューニングし、その後、お互いに合わせます。

私たちもマインドフルネスという道具をチューニングしてから生活すべきなのに、そうしていません。なぜ、しないのでしょうか？　なぜ、日々調整しないのでしょうか？　これよりも基本的で、重要なことはあるでしょうか？

どうすれば注意を向けられるのか、どうすれば「いまここ」にいられるのか、しょう。

プレッシャーではなく、子どもにとって最も優れたよいものに触れ、親しむ機会としてあたえるべきです。自由で、やさしい雰囲気のなか、よい性質を育てる機会としてあたえることが大切なのです。

本書が、多くの親御さんや子どもたちのもとに届き、恩恵を受けられますように。自己を深く知り、こころとからだを深く理解し、幸せや帰属感が得られますように。

二〇一三年　四月十四日

マサチューセッツ州　レキシントンにて

どうすれば自分の思考・感覚・からだをそのまま受け入れられるこころのゆとりが持てるのか、ということを学び、実践する以上に、大事なことはあるでしょうか？

自分と他者への思いやりの向け方を学び、実践する以上に、重要なことはあるでしょうか？

こうした学習こそ、大人が子どもに学んでほしいと思っていることではないでしょうか。そして、まさにいま皆さんが手にしている本書とＣＤのエクササイズを実践することで、このことが学べるのです。

そこで、著者エリーン・スネルが紹介しているアプローチとその精神を感じとるために、まずは親御さんご自身が本書をお読みになり、エクササイズをすることを、おすすめします。

次に、ひとり、あるいは何人かの子どもといっしょに、ＣＤに収録されているエクササイズを楽しみましょう。このとき、子どもが興味を持つかどうか、観察してみてください。様子を観察するのです。

前にも述べたように、大切なのは「気軽に楽しめるアプローチ」です。だれも、マインドフルネスを、もうひとつのプレッシャーとして子どもにあたえたくないでのではありません。親にも役立ちます。親も、絶えまなくつづく思考の流れから、こころを解《と》き放ちたいのです。

思考は、止まることを知りません。私たちにできるのは、思考とからんだり、思考に耳をかたむけたりするのをやめることです。

これが、娘と私が初めていっしょにおこなったマインドフルネス・エクササイズです。

子どもたちは、夜寝る前、この「おなかに注意を向けるエクササイズ」を喜んでするでしょう。

CDエクササイズ⑪「ゆっくりおやすみ」

マインドフルネスとは？

マインドフルネスとは、「いまの瞬間に気づく」ことです。

ろ試してみました。でも、どれもうまくいかなかったのです。

しばらくたってから、ふと気づきました。

次から次へとあたまに浮かんでくるわずらわしい考えに注目するのをやめ、あたまからおなかへゆっくり意識を移していけば、もしかするとそのうちこころが落ち着くのではないかしら、と。

そこで、娘に、あたまからおなかへ意識をゆっくり移していくように言いました。

おなかには、考えがありません。息が出たり入ったりしているだけです。息がそっとおなかをふくらませ、そっとへこませています。静かに、おだやかに動いています。このゆったりとした動きが、娘を落ち着かせ、眠りにつかせていったのです。

現在、娘は二十一才になりましたが、いまでもこのエクササイズをつづけています。シンプルなエクササイズですが、あたまからおなかに注意を向けるのに、とても役立ちます。

おなかに注意を向けているあいだは、あたまの考えにとらわれることがありません。おなかはしいんと静かで、おだやかです。

意識的に、おだやかに注意を向けるマインドフルネスは、子どもだけに役立つ娘は五才のころ、夜、寝つきが悪くてなかなか眠れませんでした。まだ幼いのに、こんなことをよく私に聞いていました。

「からだは眠いのに、あたまは眠っちゃダメって言うの。どうしたら眠れるの？」

夜一〇時まで起きていることもありました。からだはだんだん弱っていき、母親の私もくたくたに疲れていました。

娘はあたまのなかでいろいろなことを考えつづけ、なかなか眠れなかったのです。もう遊んでくれないティムのこと、水槽《すいそう》で仰向けになって浮いている金魚のこと、ベッドの下にだれかが隠れていて殺されるんじゃないかって考えてしまうことなど、いろんなことがあたまのなかをぐるぐる駆けめぐり、ベッドからたびたび起きていました。

そこで、私は娘にリラックスできるような体操をさせたり、枕もとでお話を聞かせたり、熱いお風呂に入れたり、「もう寝なさい」ときつく叱ったり、いろい

Introduction to Mindfulness

1

マインドフルネス
ってなに？

9 思いやり

It Is Good to Be Kind

6 こころの嵐

Weathering the Storm Inside

4 注意力の筋トレ

Training Your Attention Muscle

5 「あたま」から「からだ」へ

Out of Your Head and Into Your Body

3 まず、呼吸に注意を向けよう

Attention Starts with the Breath

オープンで、おだやかなこころで、「自分とまわりの世界でなにが起きているのか」を理解することです。

評価や価値判断を入れたり、無視したり、日常生活のプレッシャーにこころを奪われたりすることなく、いまの瞬間に〝生きる〟ことです。（いまの瞬間について〝考える〟ことではありません）

いまにいるとき――たとえば、朝起きたとき、スーパーで買いものをしているとき、子どもの愛らしいほほえみを見ているとき、悩みや苦しみが生じたときなど――その瞬間「いま」にいるなら、こころはまさに「ここ」にとどまるでしょう。別のところにそれることはないのです。

「いま、自分になにが起きているのか」ということに気づくことで、こころにエネルギーがたくわえられます。注意深く、おだやかに「いまにいる」ことによって、自分や子どもへの姿勢が変わるだけでなく、行動も変わっていくのです。

マインドフルでいるとき、肌に触れる太陽のあたたかさを感じるかもしれません。頬を伝って流れるしょっぱい涙を感じるかもしれません。からだにさざ波のように広がるいらだちを感じるかもしれません。

マインドフルネスとは、なにかが起きたとき、なにかをしなければならないということではありません。

すぐに意見を言ったり、反応したりすることでもありません。

喜びが生まれたときには喜びを感じ、悲しみが生まれたときには悲しみを感じることなのです。

マインドフルネスとは、瞬間瞬間「いまここ」に、おだやかに気づくことです。

おだやかですが、実践するときには、努力したり、意図的に行為したりすることも、いくらか必要です。

なぜ、子どもにマインドフルネスを？

現代の忙しい時代において、「子どものためのマインドフルネス」は、子どもにとっても、大人にとっても、からだとこころを落ち着かせるために非常に重要なものとなっています。

でも、落ち着いているだけでは十分ではありません。気づきも必要です。

数年前、私は児童を対象にしたマインドフルネス・トレーニングのプログラム、

「マインドフルネス・マターズ」(Mindfulness Matters) を開発しました。これは、ジョン・カバットジン博士による「大人向けのマインドフルネス・八週間プログラム」をもとにしています。

五つの学校から十二人の先生と三〇〇人もの児童が、この八週間のプログラムに参加しました。プログラムは、三〇分間のマインドフルネス・セッションを週に一回、八週間にわたっておこなうのに加えて、学んだことにとり組むために、毎日一〇分間、マインドフルネスを実践します。この一〇分間の実践は、一年を通してつづけられました。

子どもも先生も意欲的にとり組んだため、以前よりもクラスの雰囲気が静かで、落ち着き、オープンになり、よい方向へと変わっていきました。子どもは、自分にも友だちにもやさしくなり、自信もつき、価値判断を入れることも減っていったのです。

子どもは、もともと好奇心が強く、あれこれ知りたがるものです。ものごとが知りたくてたまりません。瞬間瞬間に生きる傾向があり、強い好奇心を持って集中することができます。

でも、大人と同じように、ひどく忙しい子どももいます。疲れていて、気が散りやすく、落ち着きがありません。多くの子どもはあまりにもいろいろなことをしているため、ただ「いまにいる」という時間がほとんどないのです。からだも、すぐに成長していきます。

ときには自宅や学校で、人間関係や感情面でいちどにいくつものことをうまくこなさなければならない場合もあります。さらに、勉強したり、おぼえなければならないことがたくさんあり、すぐに手いっぱいになってしまいます。

子どもは、常にスイッチが入りっぱなしになっているようです。「ストップ・ボタン」はどこにあるのでしょうか？

そこで、「いまに気づく」練習をすることで、子どもは少しのあいだ立ち止まり、呼吸をととのえ、そのとき必要なことを感じられるようになります。

これによって、無意識に行動する自動操縦モードから抜けだし、こころの衝動にあるがままに気づけるようになります。そして、人生におけるすべてのものがかならずしも楽なことばかりではない、ということが受け入れられるようになるのです。

どんな行為にも、やさしく注意を向けられるように学んでいきます。なにも隠さず、自分のこころだけでなく、他者のこころも理解できるように学んでいくのです。

幼いころから、注意すること、落ち着くこと、信頼すること、受け入れることなど、よい性質を経験すると、子どもは「いまここ」にしっかり根をおろすことができるでしょう。

ちょうど若木が豊かな空間で伸び伸び育っていくように。

どんな子どもに適している？

マインドフルネス・エクササイズは、あたまのごちゃごちゃを静め、感情を見つめて理解し、落ち着くことを望む、五才以上の子どもに適しています。

自分に自信が持てないことに悩み、「そのままの自分で大丈夫」といった安心感が必要な子どもにも、適しています。

子どものなかには、「自分は十分ではない、かっこよくない、かわいくない」などと考えて、ひどく不安を抱えて悩んでいる子もいます。それで、他人の注意をそらせようとしたり、反対に、注目を集めようとしたりするのです。

また、無理に人を喜ばせようとしたり、わがままになったり、いじめたり、乱暴したりすることで、ゆがんだ自己イメージをなんとかしようともします。こうしたネガティブな行動パターンにとらわれている子もいるのです。

それから、注意欠陥・多動性障がい（ＡＤＨＤ）、自閉症スペクトラム障がい（ＡＳＤ）、失読症の子どもにも、適しています。いうまでもなく、このエクササイズをおこなっても障がいが治ることはありません。
でも、ほとんどの子どもはこのエクササイズをこころから楽しんでおこないますから、なにかしらよい結果は得られるでしょう。

マインドフルネスは治療ではありません。でも、子どもが刺激や思考から生まれてくる感情の嵐や衝動などの問題に自分自身で対処できるよう、さまざまなアプローチをあたえてくれるのです。この点において、治療的だといえるでしょう。

さあ、始めよう

本書には、マインドフルネス・エクササイズのなかで重要なものを収録したCDが付いています。わかりやすく、使いやすいですから、すぐに始められるでしょう。

これは大人向けのマインドフルネス・トレーニングをもとにして開発した、「子どもと大人のためのマインドフルネス・エクササイズ」です。学びの核をつくり、一日を通してさまざまなときにマインドフルネスになれるよう、身につけていきます。

本書では、エクササイズの枠組みをご紹介します。これによってマインドフルネスにとり組みやすくなるでしょう。

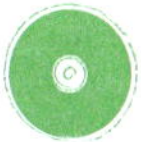

CDのエクササイズは、上記のアイコンであらわしています。

エクササイズは、子どもといっしょにするのがよいでしょう。ただ、子どものなかには、ひとりでするのを好む子もいます。大人も、自分ひとりで実践するのが好きな方もいます。ソファやイス、床にすわったり、ベッドに仰向けになったりして、エクササイズを始めましょう。

CDに加えて、本書にも「子どもといっしょにできるエクササイズ」を紹介しています。

このとき、大人がやり方を少しアレンジしながら声にだして読んであげてもよいですし、ご自分で考えた言葉を使ってもよいでしょう。どちらでも、効果は同じです。

それから、3〜9までの章では「日常生活でできるエクササイズ——やってみよう」を紹介しています。お皿を洗っているとき、買いものをしているとき、夕食中、夕食後など、一日のなかでいつでも実践できるようになっています。

実践することで、あなた自身と子どものこころに触れることができるでしょう。

CDの使い方

くり返ししましょう

くり返し、エクササイズをするようにしてください。「練習することで、できるようになる」のです。これはどんなことにも当てはまりますが、マインドフルネスにも当てはまります。くり返し練習することで、スキルがだんだん磨かれていくのです。

まず、練習の時間を確保してください。一週間に二、三回くらいがよいでしょう。子どものなかには、すぐにエクササイズにとり組む子もいれば、つまらないとかへんだと言っていやがる子もいます。

いやがる子には、たとえば「一回だけやってみよう」と声をかけ、終わったあと、どのように感じたかを聞いてみるとよいでしょう。

気楽に楽しみましょう

遊びごころを持ち、リラックスして、エクササイズを楽しみましょう。もし子どもがいやがっているなら、別のときにおこなうようにしてください。

定期的に実践しましょう

一週間に何度か実践するとよいでしょう。どんな瞬間も新しいのだから、エクササイズをするたびに、違うことを経験するはずです。

定期的に実践することをおすすめします。そうすれば、エクササイズから最大限、よい結果が得られるでしょう。これは発見の冒険なのです。

落ち着きましょう

マインドフルネス・エクササイズには、結果や成果に注目しすぎず、何度もくり返し実践することが欠かせません。これはちょうど新しい言語を習ったり、楽器を演奏したりするようなものです。

毛虫《けむし》はひと晩で蝶《ちょう》になれないように、なにごとも一夜にして上手になることはないのです。

ほめましょう

子どもがエクササイズをしていたら、ほめてあげましょう。これは重要なことです。ほめられ、励まされると、だれでももう少しやってみようとするものです。

ふり返りましょう

エクササイズが終わったあと、どのような経験をしたのか、どのように感じたのか、子どもに感想を話してもらうとよいでしょう。経験には、正しいも間違っているもありません。経験は、その瞬間に基づいているのですから。

ほとんどの子どもは、自分の経験を話すのが好きなものです。でも、話したがらない子どももいます。その場合、無理に話させないようにしましょう。

郵便はがき

料金受取人払郵便

神田局承認

7838

差出有効期間
平成30年3月
9日まで
（切手不要）

101-8796

514

東京都千代田区
神田小川町三ー一二八
昇龍館ビル五〇一

サンガ
愛読者カード係
行

ご購読ありがとうございました。このカードは、小社の今後の出版企画および読者の皆様との連絡に役立てたいと思いますので、ご記入のうえお送り下さい。

□□□-□□□□	ご住所			
（フリガナ）お名前				男・女
お電話番号		年齢		歳
Eメールアドレス メールによる新刊案内をお送り致します。ご希望されない場合は空欄のままで結構です。				
ご職業	1.学生　2.公務員　3.会社員　4.会社役員　5.商工自営　6.農林漁業　7.教員　8.医師　9.自由業　10.主婦　11.その他（　　）			
今回お買い上げの書店名　市 町　書店				

ご記入いただいた個人情報は、アンケート集計に使用し、その他の目的で使用することはありません。

親と子どものための
マインドフルネス

愛読者カード

●本書を何でお知りになりましたか。
①書店で見て　②新聞で見て（　　　　　　）　③知人のすすめ
④雑誌で見て　（　　　　　　）⑤その他（　　　　　　）
●本書についてのご感想

サンガHP http://www.samgha.co.jp/

●この感想を本の宣伝に使用する場合があります。
宣伝に使用することに、同意　する／しない
本名で／匿名で／ペンネームで（　　　　　　）
（感想の使用にあたっては、抜粋させていただくことがあります）

ご協力ありがとうございました。

Parenting with Greater Mindfulness

2
ありのままに向き合う

ほとんどの親は、子どもにたいして自然に、いつでも注意を向けているものです。それでも子どもから、「パパ、なんで聞いてくれないの！」とか、「ママ、なんども言っているのに！」と言われることがよくあるのではないでしょうか。

ときどき、子どもがなにかちょっと言った言葉にたいして、過剰に反応していることにハッと気づくこともあります。子どもの話を聞いて、理解し、よい判断をする前に、怒りの言葉がつい口から出てしまうのです。

あるいは、もっとストレートに言うべきだと感じます。「ダメと言ったらダメ！　もうこれ以上、この話はしませんからね」と。

なぜ意図していることではなく、つい怒ったり、冷たくしたり、かたよった態度をとったりするのでしょうか？

だれでも、幼児期のころからの古いパターン（癖）を抱えているものです。こころの底には痛みや恐怖がひそんでいて、そのなかには子どもにたいする反応に色づけしているものがあるのです。

たとえば、中学生の息子が「友だちはみんな何時に家に帰っても自由だから、ぼくも好きなときに帰りたい」と言ったとき、親は自分なりの古いパターンで反応します。その反応にたいして息子は、古くさいなぁと感じるのです。

また、過去に味わった痛みや恐怖のなかには、自分がほんとうに意図していることや考えていることをはっきり話さないようにさまたげているものもあります。やはり、マインドフルな状態で子育てするための手軽な方法というものはないようです。

でも、意識するなら、その古いパターンを変えることができます。従来から大切にされているお互いの愛情や尊敬を使うのです。最もよく知られているのは、慈しみ、やさしさ、理解、受け入れることです。

軽く抱きしめたり、寄り添ったりなど、思いやりを持って触れ合うことも、もうひとつの大切な要素です。

波は止められない

人は、海をコントロールすることはできません。波を止めることもできません。でも、波に乗ってサーフィンすることはできます。これは、マインドフルネス・エクササイズの基本となる大切な考え方です。

人は、さまざまな問題を抱えているものです。これが、生きるということです。だれだって、悲しみやストレスを感じています。ですから、対処しなければならないことがいつでもあるのです。

そこで、人生のさまざまな場面においてしっかりと「いまにいる」なら、なにかを抑圧することもなく、問題が起こらないようにただ祈るだけでもなく、十分に「いまにいる」なら、「ほんとうに必要なものはなにか」ということがわかるでしょう。

意識を集中させ、こころの波をあるがままに見つめてください。そうすることで、事実や状況に基づくよい選択ができ、それに応じて行動することができるのです。

こころがいらだった瞬間、すぐにそのいらだちに気づいてください。がまんできなくなったり、だれかを叩きたくなったりしたとき、その気持ちに気づきさえすれば、次にどう行動するかが選択できるのです。

気づくことで、自分の感情にも、他人の感情にも、あまり流されなくなります。いちど立ち止まり、待ち、ひと息つけるのです。

状況を観察し、自分がなにを感じているのか、なにを考えているのか、どんな行為をしたがっているのかに、気づくことができるでしょう。

波をあおっている力に気づき、感情的に反応したがるこころにも、気づくようになります。「波はこうあるべき」といった思い込みが弱くなっていることも、発見できるかもしれません。

このように、頼りになるのは「いちど立ち止まる」ことです。親も子どもも、いったん立ち止まることで、よい効果が得られるでしょう。

いちど大きく深呼吸するだけでも、感情的な反応をしなくなるのです。

父親のダンには、手に負《お》えない子どもがふたりいます。子どもがわがままを言って叫んだり、うるさくまとわりついてきたりすると、つい怒ってしまうのです。

たとえば、電話で大事な話をしているとき、長男に「パパ、キャンディちょうだい」と邪魔されると、ムカッとします。

また、学校の下校時間になり、あわてて次男を迎えに行ったにもかかわらず、息子に「いやだ、パパと帰りたくない。ジョンといっしょに帰るんだ！」なんて言われると、頭にくるのです。

こんなとき、怒りを抑えられなくなり、怒りにすっかりとらわれ、すぐに口げんかになってしまいます。思わず声を荒げて子どもの腕をつかみ、「それならパパもパパの好きなようにするからな」と言ったりするのです。

でも、そんなことで腹を立ててもなににもならないということはわかっていますし、実際そのような態度をとったことに恥ずかしくなります。だって、ほんとうは子どもによいお手本を示したいのですから。

でも、それができないのです。それで、身もこころもくたくたに疲れてしまうのです。

人生の波

「人生の波に乗る」ことを学んでいくプロセスのなかでいちばん重要なステップは、「立ち止まって観察する」ことです。

困難な状況に出あったとき、いちど立ち止まり、状況を注意深く観察することで、さまざまな対応ができるようになるでしょう。いらだちに駆られて反射的に反応することが少なくなります。落ち着いて、よく理解してから、対応できるようになります。

それで、問題を引き起こしているのは「状況」ではなく、「状況にたいする自分の反応だ」ということが、だんだんわかってくるのです。

「ストップ・ボタン」をうまく使っているダンは、現在こう話しています。

「いまでも怒ることがある。しかも、同じ理由で。でも、とっさに反応しないことがだんだん身についてきている。自分が短気な性格だということを知っているし、理解もしている。だから、なにか行動したり話したりする前に、意識的に息を吸って、吐くんだ。そうすることで、以前とは違った世界が見えてくる」

サーフィンは簡単にできるスポーツではありません。人には、波を小さくしたり大きくしたりすることはできません。波は、自然のペースで寄せては返しています。高い波もあれば、低い波もあるのです。

人生では、母親が病気になったり、友人が離婚したり、いまにも解雇されそうになったりなど、大きな波が来ることもあれば、波がほとんどなく、水面がなめらかなときもあります。

この人生の波を理解して、波にたいして感情的に反応しないことで、こころはおだやかでいられるのです。

現実に目をひらく

私が二十五才のとき、息子が生まれました。

甘い香水の匂いがただようように、生まれたばかりの赤ちゃんの匂いが、家中にあふれました。私にとって初めての赤ちゃんで、ひと目見ただけで大好きになりました。

母親になったことのバラ色の喜びが、すべてを大きく包み込むようでした。息子はなんとも言えずかわいらしく、無垢《むく》でした。

ところが、生まれたその日から、愛する息子は泣きやみませんでした。私はショックのあまり、失望のどん底におちいったのです。

息子はずっと機嫌《きげん》が悪く、顔を真っ赤にして泣いていました。ベッドに寝かそうとすると、すぐに大声で泣きだしたのです。その声は、とめどもなくつづきました。

息子の泣き声に比例して、私の怒りやいらだちもふくらんでいきました。「もういいかげんにして！」と大声で叫びたい気持ちでした。気持ちを抑えきれず、息子を叩きたいという衝動がわき起こることもありました。このとき、ありったけの注意を向け、がまんして、その衝動に抵抗しました。叩くことだけは抑えなければ——。

息子がなかなか泣きやまず、私もつかのまのやすらぎもなかったことから、「私はダメなママなんだ」と考えるようになり、いらだちばかりが募《つの》りました。

私がこうした葛藤《かっとう》から抜けだすことができたのは、「ほかのママたちは赤ちゃんを泣きやませているのに、なんで私だけできないの」というあせりや疲労感にたいして、こころをひらいて向き合い、息子が夜泣きする赤ちゃんだということを受け入れ始めたときでした。

私は、ようやく現実を受け入れることができたのです。

顔色を変えて泣き叫ぶ赤ちゃん。極度に疲れきっている若い母親。完璧な母親像とバラ色の喜びはまさにその瞬間、現実ではなかった、ということを認めざるをえませんでした。

まったく正反対だったのです。

子育てには相当な努力が必要でした。睡眠時間はほとんどなく、しょっちゅう授乳しなければなりません。想像していたよりもはるかに大変で、精神的に不安定になりました。

それから、私の赤ちゃんのふるまいは、育児誌に載《の》っているような完璧な赤ちゃんとはかけ離れていました。

こうしたことをすべて認めて受け入れたとき、初めて肩から重荷がおりました。

目の前で起きていることに抵抗するのをやめ、真正面から現実に向き合ったのです。

泣きやまない赤ちゃんは、泣かない赤ちゃんと同じように、愛情を必要としていました。

私は赤ちゃんのやわらかい肌の匂いを感じ、心臓が私の心臓に向かって鼓動を打っているのを感じました。深い愛情が、また生まれてきました。泣きやまないことが、だんだん受け入れられるようになってきたのです。

何時間もあやしていたこともありました。揺れ動くと、肌と肌がやさしく触れ合うのがわかります。気持ちが静かになるまで、ときには完全に泣きやむまで、あやしていたこともありました。

ゆったりと呼吸をしながら、泣きやまない赤ちゃんを受け入れていったのです。

赤ちゃんをあやしているとき、ベテランの助産師さんが私に休みをとるように言い、こうアドバイスしてくれました。

「食事のときは赤ちゃんを看護婦に見てもらい、ママはママのために十分に時間をとってください。いろんなことが起こるかもしれませんが、それとたたかわないように。若木が風になびくように、柔軟に対応してください」と。

この言葉を聞いたとき、気持ちが静かになりました。こころがすっと落ち着いたのです。そして最愛の息子といっしょに「いまここにいる」ことができるようになりました。

もうひとつあらためたのは、「母親はこうあるべき、息子はこうあるべき」といった私の理想です。理想を追うのではなく、母親として自分にできる努力をしようと決めました。浮き沈みがあるときでも、必要なことを、自分にできる範囲で精いっぱい努力しようと決めたのです。

たびたび起きてくる予想外のできごとにも、注意深く、好奇心を持ち、まっすぐにとり組みました。そして、自分を責めたり非難したりすることからだんだん離れていったのです。もはや、現実とは異なるものを要求しませんでした。それで初めて、息子との長きにわたる愛情ある関係が始まったのです。

この関係のなか、自由、尊敬、ユーモア、やさしさが花ひらき、二本の丈夫な木に成長していきました。母も子も、お互いに陽の光を十分にあたえ合い、二本の丈夫な木に育っていったのです。

現在、息子は立派な大人に成長し、父親になっています。

こころをひらいて子育て

子育てのような大変な仕事をするとき、リラックス効果のある基本的な要素が三つあります。それは、「いまにいる」「理解する」「受け入れる」ことです。

親はもちろん、子どもにも効果があります。この三つのことを実践し、偏見を持つことなく、こころをひらいて子育てすることで、自分自身と子どもをあるがままに見られるようになるでしょう。親の期待や希望（あるいは他人の期待）で見ることはしません。

これによって、子どもに生涯にわたる自信の土台――たとえどんなことが起きたとしてもいつでも戻れる「安全な場」をあたえることができるのです。

〝いま〟にいる

「いまにいる」ことで、いまこの瞬間に触れることができます。ものごとにたいして反射的に反応するのではなく、こころをひらき、好奇心や思いやりを持って、いまの瞬間に触れることができるのです。

いまにいてください。かんしゃくが起きたら、その瞬間、かんしゃくとともにいてください。学校に行くときも、帰るときも、いまにいてください。楽しいときも、苦しいときも、いつもの決まりきった生活をしているときも、どんなときも、どの瞬間も、いまにいるのです。

いまにいればいるほど、失敗が少なくなります。これは好きとか嫌い、よいとか悪いの問題ではなく、「いまここ」にしっかり意識を向けることが大切なのです。

理解する

「理解する」ことで、子どもの身になって考え、子どもとよい関係を築くことができます。ものごとが思わぬ方向に展開したときは、とくに理解が必要です。

そのときその場で、「子どものこころで起きていること」に純粋に関心を向けてください。そうすれば、これまでなかった深い理解が得られるでしょう。

いま、子どものこころでなにが起きているでしょうか？　子どもはなにを考えているでしょうか？

理解するとは、子どもの立場から見るということです。また、広い視野を持って、子どもがあなたからなにを必要としているのかに目を向けることなのです。

受け入れる

「受け入れる」とは、自分の考えや気持ちを理解するのと同じように、子どもの考えや気持ちを理解しようとすることです。

このとき、子どもを無理やり変えようとしません。あやつろうともしません。子どもや自分のどんなところも拒絶しませんし、排除もしません。すべてを受け入れるのです。

子どもが自分の期待に応《こた》えてくれなかったときにも、静かにしなければならない場面で叫んだときにも、おばあちゃんにステキなプレゼントをもらったにもかかわらずお礼を言わなかったときにも、あつかましい態度をとったときにも、どんなことも受け入れることです。

また、子どもだけでなく、自分自身が「いま」にしっかり目を向けていないとき、やさしさに欠けているとき、子どもの言ったことにがまんできなかったとき、理想的な親とは言えないふるまいをしたときなど、すべてを受け入れるのです。

受け入れるとは、がまんすることではありません。親として「子どもや自分自身の感情、考え、行動に価値判断を入れずに、ありのままに見る」ということです。

受け入れるとは、子どもといがみ合わないことでもあります。親子間の無条件の愛情にさえ、浮き沈みがあるものなのです。

この受け入れる練習を重ねていくと、起きてくるすべてのことにこころをひらき、歓迎することができるでしょう。そして注意深くとり組み、対処できるようになるのです。

Attention Starts with the Breath

3

まず、呼吸に注意を向けよう

呼吸に気づくことは、とても力強いスキルです。注意深く呼吸に意識を向けることによって、昨日でもなく、明日でもない、いまこの瞬間にいることができるのです。

呼吸を忘れることはできませんし、家に置いてくることもできません。やめることもできません。

生きているかぎり、だれだって呼吸をしています。たったいまも、呼吸をしています。呼吸を感じるでしょうか？

呼吸はたくさんのことを教えてくれます。

呼吸が自然に流れていようと、呼吸を止めていようと、呼吸を見れば、こころが緊張していることやあせっていること、落ち着いていることなど、こころの状態がわかるのです。

呼吸の動きを観察し始めるとすぐに、自分の内面に気づき、「いまここ」に意識が戻ります。呼吸を見ることは、落ち着きを育てる第一歩にもなるのです。

「呼吸を見る」ことのメリット

十二才になる娘に、「落ち着いて勉強しなさい」と言うと、「そんなこと言ったってどうすればいいかわからないわ！」とよくいらだっていました。「試験なんていや。集中できない。わかってるでしょ。学校をやめるわ！　もう二度と行かないから！」とむしゃくしゃして叫んでいたものです。

ある日、娘はとり乱し、いらだって、怒りをぶつけていました。これっぽっちも落ち着くことができません。教科書を部屋の向こう側に思いっきり投げつけました。

この大混乱した娘の態度に、親の私たちも胸が締《し》めつけられました。言葉の猛攻撃をまのあたりにし、親としての義務を怠《おこた》ったと思いました。ふりまわされ、へとへとに疲れました。もうたくさん、なにもかもがいやになったのです。これまで長年、多くの子どもや大人に接してきた経験は、まったく意味がなかった、無意味だった、と感じました。

私はいつも娘のことを理解し、受け入れていただろうか？　ええ、もちろん。母親だもの。私こそ、娘が拒絶せずに、信頼しなければならない人のはずだわ。精神状態はみるみるうちに悪化していきました。娘の感情と私の感情がこれ以上悪くならないよう、なにか手を打たなければなりませんでした。

そのとき、娘が怒りを激しく爆発させ、猛然ととびだして二階の部屋に入り、ドアをバタンと閉め、ベッドに倒れ込んだのです。

気まずい沈黙がつづきました。私は無力さを感じました。

けれども、その沈黙のなか、別のことにも気づきました。娘といっしょにいたい、娘のそばにいたい、娘が抱えている苦しみや不安、恐怖に寄り添っていたいという、あいまいですが、そんな思いに気づいたのです。

私は二階に上がり、ドアをそっとノックして、部屋に入ってもいいかどうかをたずねました。ぼそぼそとかすかに声が聞こえたので、部屋に入りました。娘はいやいやながらも、私がすわれるよう、ベッドにスペースをつくってくれました。いっしょに呼吸をととのえるときだ、と思いました。娘も私もくたくたに疲れていました。そして娘の手をとった瞬間、娘は私の腕のなかに倒れ込み、「ママ、ごめんなさい」と小さな声でつぶやいたのです。

ほっとして、いっしょに泣きました。それからお互いに寄り添い、おそらく二〇分ほど、ただ呼吸を見ながらすわっていました。

試験の前で緊張していたり、友だちと話がかみ合わなくなったり、なにか困難な状況にあるとき、呼吸を観察すると、気持ちが落ち着くのです。

次にご紹介するサラのお話は、ひどく深刻な事態にあるときでも、「呼吸を観察することで気持ちが落ち着く」ということを、子どもたちに示してくれるでしょう。

避けられないつらいできごとがあっても、感情にのみ込まれずにいられることを教えてくれるのです。

一〇才の女の子サラが、家族といっしょにキャンプに出かけました。自転車に乗って兄といっしょにウサギやシカを探しているとき、大きな溝《みぞ》に挟《はさ》まって転んでしまい、ひざをぶつけたのです。

耳をつんざくような悲鳴があがりました。ひざは骨まで剥《む》きだしになりました。

なにか深刻な事態が起こったと感じた母親が、すぐに駆けつけました。そこには青ざめた顔色で、からだを震わせ、大きくあいた傷口をじっと見つめ、痛みにうめき、泣いているサラがいました。

ショックを受けたサラの母親は、娘のとなりにすわって、背中をそっとさすりながら、やさしく言葉をかけました。そのうち、サラのからだはゆっくり緊張がゆるんでいったのです。

サラの叫び声を聞いた人が、救急車を呼んでくれました。そのおかげで、私はサラのそばにいて、ずっと言葉をかけつづけることができたのです。

「恐ろしいことがあったのね、かわいそうに。怖かったでしょう。ねぇサラ、できたら少し話してくれないかな。いま、どんな気分なの？」

「吐きそうで、気持ちが悪い。それに、怖い！」

サラはそう言って、またぶるぶる震えました。

「そう、怖いのね。いちばん怖いことって、なに？」

「病院に行くのが怖い。注射や手術をしなければならないかもしれないから」

「そうね、病院ではなにをするかわからないものね。でも、怖いとき、いつだって助けになるものがあるわ。呼吸よ。息が出たり入ったりするのをじっと感じてみるの。気持ちが落ち着いて、きっと楽になるわ。楽になったら、それほど痛みを感じなくなるから。かならず助けになるわ」

救急車が明かりを点滅させながら到着し、サラは担架《たんか》に乗せられて病院に運ばれました。

数時間がたち、ひざに白い包帯《ほうたい》を大きく巻いたサラが、キャンプ場に戻りました。心配していた兄弟が、サラのところに走ってきました。サラにはよい知らせがありました。脚を切らなくてもよかったことです。でも、一〇針も縫《ぬ》いました。兄弟に、怖くなかったか、痛くなかったか、と聞かれたとき、サラはこう答えました。

「うん、すごく怖かった。だけどママがずっとそばにいてくれて、呼吸を見るように言いつづけてくれたの。それでなんとかがんばれたわ」

注射をするときと縫うときは痛みました。でも、パニックになりませんでした。医者が処置しているあいだ、その様子を見ていたほどです。

子どもにとっても、親にとっても、おじいさんやおばあさんにとっても、なにか問題が起こったとき、その大小にかかわらず、「呼吸に注意を向ける」ことは、かならず効果があるのです。これは、困難や怖いできごとにたいして注意深く対応するための、最も大切な第一歩になるでしょう。

反射的に反応するのではなく、呼吸に注意を向け、意図的に二、三回息を吸って吐くことが大切なのです。

CDエクササイズ①「静かにすわろう」

CDエクササイズ②「子どものカエル」

「カエルのエクササイズ」――注意を向ける

「注意を向ける練習」をするとき、子どもにとってわかりやすいのは、注意を「呼吸」に向けることです。楽しみながらとり組めるよう、私は「カエルのエクササイズ」を開発しました。十二才までの子どもといっしょに、学校や自宅でよく楽しんでいます。

このエクササイズに必要なのは、だれにも邪魔されない、子どもと親（大人）が静かにすわれる場所だけです。このとき、まわりの方に「カエルのエクササイズをするからそっとしておいてね」と知らせておくとよいでしょう。

次のように、子どもに「カエルのエクササイズ」を紹介してみてください。

「カエルさんはすぐれた生きものです。高いところまでジャンプできますが、静かにすわっていることもできます。こころとからだで起きていることも、まわりで起きていることも、みんな気づいています。

でも、すぐに反応しません。静かにすわって、呼吸をしています。あたまに浮かんでくるいろんな考えに流されないよう、静かにすわっています。

呼吸をしながら、じっとすわっています。とても静かに――。

おなかが少しふくらんで、へこみます。大きくなって、小さくなります。

カエルさんはいろんなことができます。あなたもできます。

大切なのは、気をつけて注意を向けるだけ。呼吸に気づきましょう。呼吸に注意を向けましょう。おだやかに――、静かに――」

「カエルのエクササイズ」をすると、次のようなスキルが身につくでしょう。

●集中力が高まる。
（集中力がつくと、ものごとがおぼえやすくなります）
●衝動が少なくなる。
（思考や感情に反射的に反応して行動することがなくなります）
●拒絶することも、抑圧することもなく、こころをいくらか制御できるようになる。

「呼吸に注意を向けて静かにすわる」ことは、基本となる大切なエクササイズです。

私がとり組んでいる小学校の子どもたちは、毎日「カエルのエクササイズ」をしています。いろいろなときにおこなっています。じっとしていられないとき、さびしいとき、けんかをしたとき、試験の直前にも――。

練習するにつれ、子どもたちはだんだん上手になっていきました。しばらくすると、エクササイズ全体が早く終わるようになり、お互いおだやかに思いやる姿も見られました。

たいてい終わってからしばらくのあいだは、すわったまま呼吸を見ること以外、なにもしたがりません。落ち着いて、ゆったりと、リラックスしているのです。

●ティム（幼児）

「ぼくは呼吸を見るのが好き。からだのなかがうんとやわらかくなって、ゆったりするから」

●トーマス（六年生）

「静かにしなさいって、ママが言うけれど、どうすればいいのか全然わからなかった。でも、いまはわかるよ。夜、寝る前にいつもカエルのエクササイズをしているから」

呼吸に注意を向けるには、努力も必要です。いままでそんなことをしたことがありませんし、すでに身についているクセや習慣をやめるのも、簡単なことではありません。

こころも同じです。呼吸に注意を向けていても、考えや空想、明日の予定などが次から次へとあたまに浮かんできて、すぐに気が散ってしまうということがわかるでしょう。

たとえば外から車の音が聞こえたとたん、こんなことが浮かんできます。
「きっと近所の人がこれからプールへ行くんだ。いつも火曜日に行っているからね。わたしも水泳の練習に行かなくちゃ」と。
その後、去年の休暇にプールでウォータースライドをしたときのことを思いだすかもしれません。

そこで「カエルのエクササイズ」を日常的におこなうことで、「いまここ」に戻ることができます。こころがそれたときには、いつでもそれたことに気づくようになるでしょう。気づくとすぐに、呼吸か、そのときおこなっている行為に戻れます。

気づくことで、いつでも「いまここ」にこころをとどめることができるのです。

やってみよう

ＣＤにそってエクササイズをするときのように、テレビを見ているときも、ゲームをしているときも、緊張しているときも、さみしいときも、朝ベッドから起きるときも、夜寝るときも、「呼吸に気づく」ようにしましょう。

CDエクササイズ③「呼吸に気づこう」

次のような状況のとき、子どもに「呼吸に気づいているかどうか」を聞いてみてください。

怖い映画を見ているとき

怖い映画を見ているとき、ときどき息を止めていなかったでしょうか。

そのことに気づいたでしょうか。

なぜ止めていたのでしょうか。

とくに張りつめたシーンのとき、息を止めずにいることはできるでしょうか。

そのとき、どんな気持ちでしょうか。息を止めずにいると、なにか役立つことがあるのでしょうか。

　いろいろ話し合ってみましょう。

リラックスし、幸せで、充実を感じるとき

幸せで、ゆったりとし、こころが満たされているとき、呼吸はどのような状態でしょうか。

深いですか、浅いですか？　安定していますか、不安定ですか？

自転車に乗っているとき、レジで並んでいるとき、友だちと話しているとき、呼吸に気づけるでしょうか？

呼吸に気づくと、どんなことがわかるでしょうか？

練習を重ねていくと、子どもは呼吸にますます気づけるようになるでしょう。怖いときも、さびしいときも、リラックスしているときも、ワクワクしているときも、気づけるようになるのです。

呼吸はバロメーターとして、私たちの内側と外側の世界を映しだしてくれるのです。

Training Your Attention Muscle

4

注意力の筋トレ

感覚には、「注意力を育てる」という大切な役割があります。

私たちは、見える、聞こえる、匂う、味わう、触れるものはなんでも、その瞬間に認識します。時が過ぎてから、匂ったり味わったりすることはできません。認識するのは、「いま」なのです。

それから、認識したことについてよく「思考」をめぐらせます。たとえば、夜なにか物音が聞こえるとすぐに、「だれか知らない人が家に忍び込んできた」と考えたりするのです。

見たり、聞いたり、匂ったり、味わったり、触れたりした瞬間、思考が生まれ、それが次々に回転しつづけます。さらにその思考は、残念なことに、あまりポジティブではないことが多いのです。

また、こころに欲や期待があると、事実をゆがめて見てしまいます。たとえば「彼は私のことをしきりに見ているから、きっと私のことが好きなんだわ」というように。

そこで、あたまのなかでおしゃべりするのをやめ、価値判断を入れずに感覚を観察するなら、世の中をまったく違ったふうに経験できるでしょう。

感覚を直接見ることは、すばらしいことです。価値判断にさまたげられずに、事実を観察すればするほど、ものごとがより理解できるのです。

感覚は、注目すべきものなのです。

「わたしは火星人」――感覚を澄ませる

九才から一〇才の児童三十三人と、感覚を澄ませるエクササイズ「わたしは火星人」をおこないました。

まず、子どもたちに「自分が火星人になった」と想像するように言います。子どもたちは好奇心でいっぱいになり、ワクワクしていました。

次に、目を閉じて、両手を出してもらい、〝あるモノ〟を置きます。〝あるモノ〟とは、どんな子でもよく知っているちょっとしたふたつのモノです。子どもたちはますますワクワクしてきました！

手のひらになにかを感じたら、目を開けて見てみます。なにしろ火星から来たのですから、手のひらにあるものがいったいなんなのか、まったくわかりません。なにも判断せず、ただ観察するようにはたらきかけます。

「なにが見える？」

「しわしわで、でこぼこした形」

「ひとつはまるっぽくて、もうひとつは細長い」

「色は？」

「茶色と黒色が混ざっている」

「どんな匂いがする？」

「ハーブの匂い。でも名前は知らない」

「香りがするけれど、それがなにかわからない」

その後、それをひと粒、口のなかに入れるように言います。

まず、上と下の歯のあいだに挟みます。

噛《か》んで、よく味わいます。

クラスは、しいんとしていました。聞こえるのは、ゆっ、[illegible]む音だけです。

ある男の子が「口のなかに甘い味がひろがった」と驚いていました。別の子は

「わあ、甘い味と酸っぱい味がいっしょにする」と大きな声で言いました。ほかの子どもたちも、同じような味を感じていました。

では、私が子どもたちの手のひらに置いたモノはなんでしょうか?

そう、小さなレーズン二粒です。子どもたちはこれまで何度もレーズンを食べたことはありますが、いま味わったり、見たり、感じたりしたことはいちどもありません。手でさわったときに、キュッキュッとする音を聞いたのも、初めてでした。

この「わたしは火星人」のエクササイズは、楽しくて、役に立つ、効果的なエクササイズです。子どもたちは新鮮で、創造的な視点を持って、注意を向けることができるでしょう。

「できない」から「やってみる」へ

幼児はたいていこころがオープンで、好奇心が強く、価値判断を入れずに観察することが、とても上手です。

でも年齢を重ねるにつれて、疑いや意見が多くなり、悩むようになります。年上の子どもは不安になりやすく、なにかをするときでも、うまくできなかったらどうしようとネガティブに考えたりするのです。

もうひとつ別の感覚のエクササイズを、六年生のクラスでおこないました。トレイにのっている小物を十二個、注意深く観察するエクササイズです。

三〇秒間、子どもに見せて、その後、布をかぶせます。そして、トレイにどんな小物があったのか、見たものを書くという内容です。

このとき、ある女の子が「できない、おぼえられない」と言って、パニック寸前になりました。

その子があまりにも自信がなく、始める前から「できない」と思い込んでいるのを見て、私はこころが痛みました。

そこで女の子に、「〇〇ちゃんはおぼえられないって思っているのね。でも、その考えが正しいかどうかはやってみないとわからないわ」と言い、安心させてあげました。

女の子はがんばって集中し、トレイの小物を四個、思いだすことができました。驚いた様子でした。ほかにも思いだせたのは四個だけという子が数人いました。

この十二個の小物を思いだすエクササイズを、週に三回、二週間つづけておこないました。子どもたちは初めは緊張していたものの、回を重ねるにつれて自信がつき、思いだせる小物の数も増えていきました。だんだん上手におぼえられるようになり、「集中することはそんなにむずかしくない」と思うようになったのです。

このエクササイズでいちばん大切なのは、楽しんでおこなうことです。

やってみよう

「注意力を育てる」には、練習が必要です。なにも練習しなければ、注意力は育ちません。これはスポーツをしたり、音楽の楽器を演奏したりするときと同じように、くり返しじっくりと練習を重ね、身につけていくものなのです。

朝、目が覚めた瞬間から始めましょう。まっさらな一日の始まりです。

いま、目が覚めました。このとき「目が覚めた」と気づくことは、特別な経験です。いつもは気づかないことに気づくのですから。

脚がベッドの端《はし》からとびだして、ぶらぶらしていることに気づくかもしれません。起きて、顔を洗っているとき、肌に水のやわらかさを感じるかもしれません。からだやあたまにまだ疲れが残っていること、ぐっすり眠れたこと、もしかすると起きたとたん、いらいらしていることに気づくかもしれません。

目が覚めたときから気づいていると、あわてたり、先走りしたりしないようになります。「いまここ」にしっかり注意を向け、落ち着いて次の行為に進むことができるのです。

なにかをおこなっているときには気づきながらおこない、なにかが起きているときにはその起きていることに気づくことで、私たちは「いまここ」にいることができます。

「いまここ」にいるとき、学ぶことができます。時間がたってからではなく、「いま」学べるのです。

価値判断を入れずに観察する

思考や価値判断にさまたげられずにものごとを見るなら、対象がはっきり見えますし、解釈もあまりしなくなっていることに気づくでしょう。注意深く観察すれば、ものごとがよく理解できます。それで、こころに多くのことが残るのです。

「年下の子ども」向けエクササイズ

楽しみながらエクササイズをおこないましょう。学校へ行く途中、見えるものを五つ、よく観察してください（たとえば木、交通標識、めずらしい家、学校の玄関、教室のドアなど）。このとき、価値判断を入れずに観察します。色、形、点、線など細かいところもよく観察しましょう。

このように、きれいとか汚い、よいとか悪いといった価値判断を入れずに、ただ観察することで、より多くのことが見えるのです。

「年上の子ども」向けエクササイズ

小枝を一本拾い、紙に描いてみましょう。あたまで考えたイメージではなく、見えているものをそのまま描きます。

これを二、三日つづけてください。

小枝をより細かく観察できるようになり、ますます正確に描けるようになるでしょう。

人の話、聞いている？

人の話をそのまま「聞く」ことは、そんなに簡単ではありません。

よく観察するなら、こころはしょっちゅうどこかにそれて別のことを考え、相手の話を聞いていない、ということがわかるでしょう。

「聞く」ことから、たくさんのことが学べます。

私たちがすべきことは、「意図的に注意を向けて聞く」ことです。

もし、注意がどこか別のところにそれてしまったら、「注意がそれた」ということに気づいてください。

人の話を聞くときには、「評価や価値判断を入れずに聞く」ことで、聞く力が養われるのです。


まわりの音に耳をかたむけてみましょう。どんな音が聞こえるでしょうか？

高い音、低い音、ハミング、かすかな羽音、どんな音が聞こえますか？

なにかリズムを感じますか？

音は後ろから聞こえますか、前から聞こえますか？

遠くから聞こえますか、近くから聞こえますか？

外側から聞こえますか、自分の内側から聞こえますか？


次に、グループでお互いの話に耳をかたむける簡単な「聞くエクササイズ」をご紹介しましょう。

家族やグループで、ひとり二分間ずつ、自分のことや大切な経験について話します。

このとき、ほかの人は批判や評価をしないで話を聞きます。話し手の話に耳をかたむけ、こころから理解しようという気持ちで聞くことは、とても大切なことです。

からだの筋肉をきたえるには、筋肉を動かさなければなりません。同じように、注意力の筋肉をきたえるには、感覚をフルに使うことが必要なのです。

マインドフルに食べる

「気づきながら注意深く食べる」ことは、簡単なように思えるかもしれませんが、とてもむずかしいチャレンジになります。

食事をするとき、「うわっ！」「おいしそう」「いつもこればっかり」「好きじゃない」などということはいっさい言わずに、気づきながら、ひと口分だ

け口のなかに入れます。どんな経験をするでしょうか。どんな味がするでしょうか。どんな香りがするでしょうか。なにに気づくでしょうか。口のなかを感じてみてください。

しばらく口のなかにとどめておき、その後、ゆっくり噛んで、のみ込みます。噛んでいるとき、次のことに気づいてみましょう。

- おいしい、おいしくないということを考えずに味わうと、どんな味がするでしょうか？（おいしい、おいしくないというのはただの思考です）
- 味は甘いですか、しおからいですか、にがいですか？　それとも、三つの味が混ざっているでしょうか？
- かたいですか、やわらかいですか？　ざらざらしていますか、なめらかですか？
- 食べているとき、口のなかはどうなっていますか？　どんな感じがするでしょうか？
- 口のなかに唾液《だえき》が出てくるのを感じますか？
- 舌はどんな状態ですか？

●のみ込むとき、どんな感じがしますか？
●口に入れたものは、いつ口からなくなるでしょうか？

意識的に気づきながら食べることは、大切なことです。マインドフルに食べるなら、ピーナッツバターを食べるときには、ピーナッツの味が感じとれるかもしれませんし、リンゴを食べるときには、そのみずみずしさを感じるかもしれません。バナナを食べるときには、甘味のあるやわらかい舌ざわりを感じるかもしれません。

それからもうひとつ、マインドフルに食べることのよい点は、適度なところで食べるのをやめられるようになることです。

Out of Your Head and Into Your Body

5

「あたま」から「からだ」へ

呼吸と感覚に注意を向けることで、すぐに「いまこの瞬間にいる」ことが体験できます。

本章では、「からだ全体に気づく」ことについてお話しましょう。「からだ全体に気づく」ことは、マインドフルネス実践のもうひとつの側面です。

ここでは、エクササイズを年上の子どもに合わせていますが、年下の子どもにもおおいに役立つでしょう。

からだは、たくさんのことを教えてくれます。精密に調律された楽器のように、こころの動揺、緊張、恐怖、悩み、幸せ、明るさなど、いろいろな状態を示してくれるのです。

からだにこうしたサインがあらわれるのには、理由があります。その瞬間に感じていること——、たとえば限界や必要なことなど、なにかを訴えているのです。

凝《こ》った肩、心臓の動悸《どうき》、胸のつかえ、疲れすぎてベッドから起きる気にならないこと、反対にやけに気分がよくてベッドからとび起きることなども、なにかを教えてくれています。からだは、さまざまなことを記録しているのです。

　私たちはこうしたからだのシグナルに気づくかもしれませんが、かならずしも適切に対応しているわけではありません。よい悪いなどの価値判断を入れたり、なにか決まった態度をとったりして、いやな感覚を無視しようとするのです。

　たとえば、ほんとうは悲しいのに「泣いちゃいけない。泣くなんて子どもっぽい」とか、疲れているのに「がんばってこの仕事を終えなければ」などと。

　ときには、からだのシグナルを否定することもあるでしょう。「疲れたって？ちっとも！」というように。

　こうして働きつづけたり、パソコンに向かいつづけたり、ひとりで多くのことを引き受けたり、他人の歓心を買ったりするのです。

　その後、こころに抱えている、いてもたってもいられないいやな感覚をとり除くために、逃避しようとします。間食、暴力、引きこもり、やつあたりなどに走ってしまうのです。

　でも、こうした行為をしても、問題を根本から、持続的に解決することはできません。苦しみが増えるだけです。破壊的で、不健全な逃避の行為が、不快感をよりいっそうひどくするのです。

そこで、問題を解決するのに役立つのは、マインドフルネスです。マインドフルネスによって、「あたま」から「からだ」に注意を移すことができるのです。

少し立ち止まって、からだに注意を向けてみてください。そうすると、次のようなことに気づくかもしれません。

- 昨日だれかに言われたことについてまだ腹を立てている。
- あるグループの友だちといっしょにいると落ち着かない。
- 食べすぎた。
- やたらに元気すぎるか、疲れすぎている。
- 憂うつな気分になっている。
- すぐにトイレに行きたいのに、がまんしている。

からだに耳をかたむける

ほとんどの時間、からだはこころの声を聞いているものです。健康なとき、「歩きたい」というこころの声を聞いて、からだが歩き始めます。仕事やゲームがしたくなったとき、パソコンの前にすわります。食べたくなったとき、口をあけ、食べものを入れ、噛んで、のみ込みます。

子どもに、「からだのシグナルに耳をかたむける」ように教えることは、大切なことです。そうすると、子どもは幼いころから、「からだはこころの言われたとおりに動くだけでなく、大切なシグナルを伝えている」ということを学ぶでしょう。からだは痛みや疲れ、元気、満腹感など、いろいろなことを教えてくれるのです。

また、「感じていることについて〝考える〟のではなく、その感覚に〝注意を向ける〟ことが大切」ということも学ぶでしょう。からだの感覚を感じ、そこに注意を向けるだけで十分なのです。

感覚に注意を向けたら、選択することができます。感じたものをどうしますか？　どうしたいですか？

私は以前、高校生のクラスで「あたまからからだへ」というエクササイズを教えていたことがあります。この時間になると、生徒たちはみんな喜んでいました。メガネをはずし、スニーカーを脱ぎ、仰向けになって寝ます。クッションを枕にして寝る子もいれば、おなかの上に置いたり、背中の下に置いたりする子もいました。

クラス全体から、大きく息を吐く音が聞こえます。

子どもたちに、仰向けになっている姿勢に気づき、からだに注意を向けるように言います。

からだで、なにを感じるでしょうか？　どんなことに気づくでしょうか？

落ち着かない、力が抜けない、と言う子。背中が痛い、体育館の床がかたい、冷たい、と言う子もいました。

そこで、からだに注意を向けて、感覚を感じるように言います。あたまからつま先まで、なにを感じているのか感じてみましょう。どんな感覚も無視せず、反応もせず、ただからだに意識を向けるのです。

クラスは静かでした。しいんとしていました。集中と注意、驚きで、空気が満たされていました。


エクササイズが終わったあと、クラスでふり返りをしているとき、ある生徒がこのように言いました。「こっちの脚は冷たいけれど、もう一方の脚はあったかい。ふしぎだな」と。

また別の生徒は、「ひざが痛いことに気づいた。へんだ、このエクササイズをするまでは全然気づかなかった」と驚いていました。

「ぼくは早くトイレに行きたいってことだけにしか気づかなかった」と言う子もいました。

何度もあくびが出る子、ぼんやりした子、からだがどうしようもなく疲れていると感じている子もいました。

少し年上の子がこう言いました。「このところずっとおなかが痛かったけど、いまは腰が痛い」と。

そこで私は、「おなかのほうにやさしく注意を向けてみましょう。なにか感じるかしら」と聞きました。

しばらくたってから、その子は、「仲間外《はず》れにされるのが怖いと思っているみたい。いまは仲間外れにされていないけれど、別の子がされている。でも、どうすればいいのかわからないんだ」と言いました。

この感想をきっかけに、クラスのみんなで仲間外れの問題について話し合うことにしたのです。

リミット

からだのシグナルに耳を澄ませると、自分のリミットがわかるようになります。どこまで行動してよいのでしょうか？　どうすればリミットがわかるのでしょうか？

次にご紹介するエクササイズを子どもといっしょに楽しむと、子どもは「ものごとには限度があり、適度なところでやめたほうがいい」ということが経験できるでしょう。

「適度なところ」とは、無理のないちょうどいいところです。

リミットはどこ？

足を床にしっかりつけて、立ってください。

片方の手をできるだけ高いところまで、できるだけ長い時間伸ばします。

天井にとどくでしょうか？

どこまで伸ばせるでしょうか？

足を床につけたまま、ふだんと同じように呼吸をしながら、どこまで手を伸ばせるのかを感じてみてください。

どこまで伸ばせるでしょうか？

どこかにリミットがあります。リミットはどこでしょうか？ どうすればリミットがわかるでしょうか？

息を止めていませんか？

それ以上、伸ばせませんか？

筋肉は痛くありませんか？　どんなことに気づいているでしょうか？

では、手を下ろしましょう。いま、手はどんな感じがしますか？

もう片方の手と同じですか、違いますか？

いま、なにを感じるでしょうか？

次に、足を床につけたまま、息を止めずにふだんどおりに呼吸をしながら、できるだけ高く両手を上げます。

想像してみてください。あたまの上のほうに枝があり、みずみずしいおいしそうなリンゴが実っています。とりたいのですが、手を伸ばしてもなかなか届きません。かなり高いところにあります！

できるだけ高く手を伸ばしてみましょう。そう、もうあと少し！

いま、からだでなにを感じるでしょうか？

もしかすると、息を止めていることに気づくかもしれません。息を止めているとは、度を越しているという、からだの声のひとつです。

手がだんだん痛くなってきたかもしれません。これも、やりすぎというシグナルです。

リミットがわかったのですから、息を止めずに、痛みが出ないよう、手を伸ばすことができるでしょう。そのうち、リンゴに手が届くかもしれません。いま、どのくらいまで手を伸ばせるでしょうか？　リミットはどこでしょうか？　感じますか？

リミットを感じたら、両手をゆっくり下ろしてください。

いま経験していることを感じてみましょう。なにを感じますか？　手は重いですか、軽いですか？　むずむずしていますか？　どんな感覚を感じますか？

呼吸はどうでしょうか？

リミットを感じますか？　リミットを感じるところはいつも同じですか？

エクササイズを終えるときや、少し疲れを感じたときには、気持ちを活気づかせます。立った姿勢のまま、むずむずした感覚など、肌の感覚を感じてみてください。その後、手で軽く、脚、お尻、おなか、胸、腕、首、肩をリズミカルに叩きましょう。

それから、指であたまをトントントンとやさしく叩き、頬、顔、頭皮をさすって、エクササイズを終えます。これを、ふたりでペアになっておこなっ

てもよいでしょう。子どもといっしょにエクササイズをするたびに、子どもは自分のからだに気づくようになっていきます。

リミットを知ることは、大切なことです。食べたり、遊んだり、スポーツをしたり、ふざけたり、なにか試してみようとしたりするときにリミットがあると、「どこまでするのか、どこでやめればいいのか」がわかるのです。

子どもは、欲しいものをどうしても手に入れたくて、はやり立つこころから、やりすぎてしまったり、やめられなかったりします。どこでやめればいいのかがわからないのです。

ここは子どもが親から学んでいくところですが、親にとっても「どこで制限するか」を判断することは、むずかしいものです。

子どもは食事のとき、残さずにかならず最後まで食べなければならないのでしょうか、それとも残してよいのでしょうか？

ゲームで遊ぶ時間を一日一時間だけに制限すべきでしょうか、それとも好きなだけ遊ばせてよいのでしょうか？

どこで制限をつければよいのでしょう？

なんでも子どもの自由にさせることもよくありませんし、子どもを極端に管理することもよくありません。子どもと話し合い、自分で自分の行為の責任がとれるよう、適度なところを見つけるのが、いちばんよいのです。

たとえば母親が娘に、「今週中に部屋をかたづけてほしいんだけど、土曜日までにできそう？」と聞いたとします。娘は、「日曜日のほうが都合がいい」と言いました。

母親にとって、これは別に問題ありません。それで、お互いに折り合いがつくのです。

このように、期限や制限を設けるときは、柔軟性を持ちながら、はっきりした態度を示すことが効果的です。また、すでに決めていることはそのままでいいのか、変えたほうがいいのかを見直すときも、同じです。

落ち着きとリラックス

子どものなかには、ほんの数秒間もじっとすわっていられない子もいます。衝動を抑えきれず、なかなか落ち着けません。しょっちゅうからだをゆすったり、むずむずしたり、そわそわしたりして、気持ちが休まらないのです。

私の友人に、あけっぴろげで衝動的な男の子を持つ母親がいます。大きな目はせわしなく動き、口はいっこうに止まりません。足はいつでも動いています。テーブルにいても、宿題やゲームをしていても、ソファでいっしょに話をしていても、若いシカのようにパッとどこかへ駆けていくのです。

友人はため息をつき、しょっちゅうこう言っています。

「少し落ち着いてちょうだい」と。

すると、その子はいらだたしげにこう言います。

「落ち着きがないのはぼくじゃない。自然にそうなってしまうんだ！」

CDエクササイズ④ 「スパゲッティ・テスト」――からだのリラックス

「意識的にからだをリラックスする」ことは、スポーツや読書でリラックスすることとは異なります。どちらがよいか悪いかではなく、ただ違うのです。

ここでご紹介するのは、意識的にリラックスする「スパゲッティ・テスト」です。コツがつかめると、子どもたちは喜んでするようになるでしょう。からだをスパゲッティとみなし、まだ熱を加えていないかたいスパゲッティ（からだ）をゆでてほぐし、やわらかく、しなやかにする練習です。

からだの緊張を十分にゆるめ、余計な力を全部抜いていきます。いつもこれを練習していると、静けさを静けさとして、落ち着きを落ち着きとして、理解できるようになるのです。

これは、子どもがとり乱しているときではなく、テレビを見たあとやおふろに入ったあとにするのがいちばんよいでしょう。

「スパゲッティ・テスト」が終わっても、子どもはパッと立ち上がらずに、しばらく静けさにひたったままでいるかもしれません。なにかをしなければと考えたり、あわてたりすることなく、からだが動きたいと感じるまで、仰向けになったまま、もうしばらく静かにいるのです。驚いたことに、子どもは「静かにリラックスするのはよいことだ」ということに気づくでしょう。

そして、「いまにいる」ことを、もう少し味わいたがるのです。

子どもは、いらだちや疲れ、リラックス、充実感など、からだから発するさまざまなシグナルを感じとることに、だんだん慣れていくでしょう。そうすると、気分がすぐれなかったり、胸が悪くなったり、痛みを感じたりした瞬間、すぐにそのシグナルに気づくようになるのです。

からだのシグナルについて、子どもにこんなふうにお話してみてください。

「からだは、いつもはだいたい元気なもの。歩いたり、走ったり、自転車に乗ったり、遊んだり、仕事をしたり、自分がしてほしいと思うことをしてくれる。でも、たまに調子がおかしくなるときもある。病気になったとき、それを感じるよ」

九才の息子が初めておなかにひどい痛みを感じたとき、「病気ってなに?」と聞きました。そこで私はこんなお話をしました。

ある日、リスさんが古い木の根元にすわっていました。おなかが痛くて、気分が悪かったのです。

そこへたまたま通りかかったコオロギさんが、リスさんの様子に気づいてこう聞きました。

「リスさん、病気なのかい？」

「えっ、病気？　病気ってなにかしら――」リスさんは思いました。そこで、もの知りのアリさんに聞いてみました。

「それはだな――」アリさんはあたまをかきながら、言いました。「病気といっても、いろんなレベルがある。体調がよくないとか、軽い病気とか、重い病気というように。このなかで、いちばん悪いのが重い病気なんだ」

「じゃあアリさん、重い病気になったらどうなるの？」とリスさんがたずねました。

「いろいろなことが起きるけれども、たいてい大丈夫なことが多いんだ。そう、大丈夫なことが。しばらくすると、また元気になるんだよ」

「ところでリスさん、きみのおなかはどう？」とアリさんが聞きました。

「おなか？」

「そう、おなか」

そのとき、リスさんはおなかの痛みがなくなっていることに気づいたのです。

（トーン・テレヘン著〝Perhaps They Knew Everything〟より）

このお話を子どもに聞かせてから、子どもに聞いてみてください。

「おなかの痛みはどこへ行ったと思う？」

さらに、「これまで〇〇ちゃんが感じた痛みはみんなどこへ行ったのかな？

どうなったと思う？」と。

やってみよう

なにを感じる？

● からだに目を向けてみましょう。

胃やあたまが痛くなることはありますか？　吐き気がすることは？
どんなとき、そのように感じますか？　その感覚は一日中ずっとつづきますか？
その感覚について話したり、絵を描いたりしてみましょう。

●朝、目覚めたとき、からだはどんな感じがしますか？　よく眠れましたか、それとも重いですか？

●左の「気分の温度計」の絵を七枚コピーしてください。一週間、曜日ごとに一枚ずつ使って、毎日、どんな気分なのかを記《しる》してみましょう。

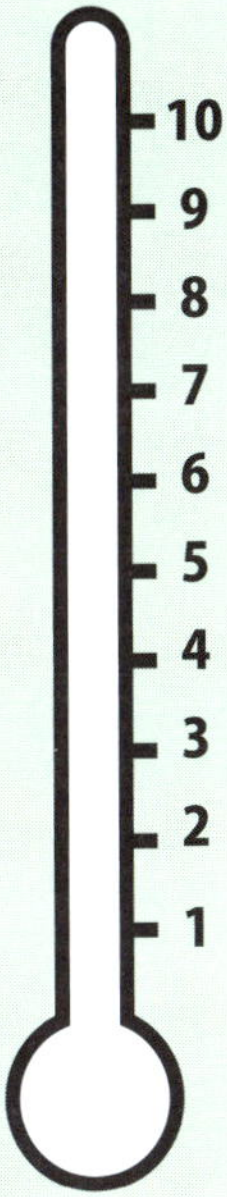

気分の温度計

上―気分が軽くて元気
下―気分が重い

笑いは最良のクスリ

かがみの前に立って、笑ってみてください。からだはどのように感じるでしょうか?

声のほかに笑っているところはありますか? 目は? 頬は? 口は? おなかも笑っていますか? 肩は?

お友だちや家族といっしょにすると、もっと楽しいでしょう。

動きとからだに注意を向ける

● 階段をものすごい勢いで駆け上がるとき、走っているのは脚だけでしょうか? ほかに走っているところはありませんか? そのとき、どの筋肉が動いているのか、よく観察してみましょう。

●走って、止まります。このとき、からだはどんな感じがするでしょうか？呼吸は？　筋肉は？　心臓の鼓動は？

●どのくらいの頻度で、ついあわてて走りだすでしょうか？走りだしたくなったとき、落ち着いて、いつものペースで歩けますか？（急がなければならないときや、家が燃えているときは別ですが）

Weathering the Storm Inside

6

こころの嵐

こころは、どこか海や大洋を思わせます。自然の嵐や雨、太陽は、海の水面を激しい高波に変えたり、海の底まで見通せるような透明で、なめらかな水面に変えたりします。

こころも同じです。荒れるときもあれば、おだやかなときもあります。とくにやっかいな気持ちや激しい感情は、いつでも生まれてくるものです。

このとき、「いやな気持ちがなくなってほしい」とか、「いま感じている気持ちではなく、別の気持ちを感じたい」などと思わないことが大切です。

そうすることで、こころの天気に気づき、実際に起きている気持ちに目を向けることができるのです。

こころの天気は？

息子は子どものころ、寝起きが悪くて、よくイライラしていました。これが何年もつづきました。朝、階段をドタドタ下りてくるなり、怒鳴って大声をあげていました。それは階段にも、私にも、耐えがたいことでした！

「なにも食べたくないって言ったのに、なんでお皿が出ているの」

私が答えるまもなく、また大声をあげます。

「ぼくの学校のカバン、どこにかたづけたんだ。なんでいつもと違うところに置くの。遅刻するじゃないか、全部ママのせいだからね！」

裏口のドアが、乱暴にバタン！　と大きな音を立てて閉まります。このような、どうしようもなくがさつなこころの嵐が、たびたび吹き荒れていました。

でも、ある日、嵐が起こりそうになる兆候に気づく機会がありました。そしてこれまでいちどもやったことのないことを試してみよう、と決意したのです。

ある朝、息子が階段を下りてくるとすぐにテーブルのイスにすわるように言いました。息子は怒って、私のほうを見ました。

　このとき、私は息子が眠くて仕方がない表情をしていることに初めて気がつきました。息子は、なにもしたくない様子でした。とくに私といっしょに話す気なんて――。

　私は二、三回深く呼吸をしました。緊張して肩が丸くなっているのを感じましたが、とにかく親しみを持って息子を見つめました。もういちど息子に、少しのあいだでいいからすわっていてほしいと頼みました。

　息子はふくれっ面《つら》で、テーブルにひじをつき、両手であたまを抱え、歯をギュッと噛みしめていました。

　私は息子に、「こころのなかでなにが起きているのか教えてくれないかな」と聞きました。

「いま、どんな感じがするの？　かみなりが鳴っているみたい？　嵐が吹き荒れているみたい？　その嵐はどのくらい強いの？　数字であらわすといくつくらい？　八、九、それともいちばんひどい一〇？」

　息子は一〇を選びました。そして、疲れ果てた様子で、いつになくしんみりと、どんよりした声で、私に口をひらいてくれたのです。

このところしばらく、息子は限界まで無理をしていたようです。学校でうまくいっていなかったのです。もう、ぎりぎりの状態でした。どんなに一生懸命がんばっても成績が上がらず、どうすればいいのかわからなかったのです。からだはぐったりし、いてもたってもいられない感情に押しつぶされていました。

大粒の涙が、朝食の上にこぼれ落ちました。私は息子の痩《や》せたからだにそっと腕をまわし、しばらく抱いていました。

「こころの天気」のエクササイズ

「こころの天気」のエクササイズをすることで、子どもは自分のこころの状態を理解できるようになります。

親も、子どもの気持ちを理解できるようになりますし、子どもが自分の気持ちを受け入れられるよう、手助けすることもできるのです。

子どものこころに嵐が吹き荒れているときには、親がそれを否定しないことが大切です。否定しないことで、子どもにたいし「嵐を拒否せず、嵐に気づく」よう教えることができるのです。

このように、親がネガティブな気持ちを認めてあげると、子どもは「ネガティブな気持ちがわいてきてもＯＫなんだ」ということが学べるでしょう。

その後、どうすべきか――親子で寄り添い合うのか、問題を解決するためにいっしょにとり組むのか、友だちに電話をするのか、まったく別の行為をするのか――ということに目を向けられるのです。

また、親にとっても、自分の気持ちや、感情的に反応しがちな傾向を、細かく見つめる機会になるでしょう。

問題をすべて解決できないかもしれません。でも、子どもに寄り添い、子どもが自分の気持ちをあらわせるようにし、その気持ちを受け入れることはできるのです。子どものこころに嵐が吹き荒れているときでも、そばにいて、子どもを愛している、と示すことができるのです。

わたしのこころの天気

楽にすわってください。目を軽く閉じるか、半分だけ閉じます。少し時間をとって、いまなにを感じているのか、見つめてみましょう。

こころのなかは、どんな天気ですか？

ほがらかで、よく晴れていますか？

雨が降っていますか？

どんより曇っていますか？

もしかすると、嵐が吹き荒れているでしょうか？

どんなことに気づきますか？

感じていることについてあまり考えすぎず、そのときの気持ちにいちばんぴったり合う言葉で表現し、こころの天気を感じてみましょう。

感じていることを知ったなら、その感覚とそのままいっしょにいてくださ い。ただそのままいるのです。

実際に感じていることと違ったふうに感じようとする必要はありません。

なにかをする必要もありません。しばらくその気持ちといっしょにいてください。おだやかに、好奇心を持って、注意をこころの天気――雲、晴れた空、吹き荒れる嵐など――に向けるのです。それがまさにいま起きていることなのですから。

自然の天気を変えることができないように、気分を変えることは簡単にできません。でも、時間がたてば、気分はすっかり変わるのです。

もしかすると、いま、なにかネガティブなことを感じているかもしれません。でも、まったく問題ありません。気分は変わります。過ぎ去っていくのです。積極的になにか行動する必要はありません。観察するだけでよいのです。なんという安心感でしょうか。

ほとんどの子どもは喜んで「こころの天気」のエクササイズをおこないます。こころのなかで雨が降ったり、太陽が照ったり、嵐が吹いたりなど、いろいろな状態に気づきます。

たとえば、「いま土砂降《どしゃぶ》りではないけれど、ちょっと雨が降っているみたい」

とか、「ぼくは弱虫じゃないが、ときどきどうしようもなくビクビクした怖さを喉のあたりに感じる」などと。このように気づくことで、こころの状態にとらわれなくなるのです。

大切なのは、自分が感じていることに目を向け、それをそのまま感じることなのです。

やってみよう

こころの天気を受け入れる

● いまのこころの天気を絵に描いてみましょう。そして一日が終わるころ、そのときのこころの天気が、絵を描いたときの天気と同じかどうかを見てください。そうすると、同じ感覚はずっとつづかない、ということに気がつくでしょう。

●学校から家に帰るとき、こころの天気がいろいろ移り変わっていくのを観察してみましょう。

こころのなかで雨が降ったり、頬に冷たさを感じたり、風に足を吹き飛ばされそうになったり、太陽のあたたかさを感じたりします。かみなりがゴロゴロと鳴ったときには怖くなるかもしれませんし、ワクワクするかもしれません。それに気づいてみましょう。

●お父さんやお母さんは今日どんな気持ちでいるでしょうか？　お兄さん、お姉さん、弟、妹、友だちの気持ちはどうでしょうか？

外の天気を見るように、価値判断を入れずに、観察できるでしょうか？

雨が降っているときもあれば、晴れているときもあるでしょう。だれだってそうなのです。

Handling Difficult Feelings

7

いやな気持ちとのつき合い方

感情とは、人やものごとにたいして抱く気持ちや反応のことです。感じたり、考えたり、行為したことに、反応することです。基本的な感情として、怒り、悲しみ、恐れ、楽しみなどがあります。

感情はとてもインパクトが強いため、感情がわき上がってくると、こころは落ち着きを失います。欲、恥じ、不安、孤独、悲しみ、恐怖などのいやな感情や楽しい感情に圧倒され、すっかりわれを忘れることもあるでしょう。感情の渦《うず》にのみ込まれてしまうのです。

また、落ち着きや思いやりなどの中立的な感情は、怒りや恐怖よりも気づきにくいものですが、ＢＧＭのようにほとんど聞こえない音としてバックで静かに流れています。これも、かすかにですが気分に影響をあたえているのです。

感情は、生まれるとすぐに、あたまのなかで思考と結びつきます。

このとき、感情にたいする自分の考えや判断にとらわれてしまいます。たとえば、ほんとうは悲しいにもかかわらず、「悲しんでいる顔を見せたりしたら、みんなぼくのことを弱虫だって思うだろう」というように。また、感情はほかの人の感情にとっさに抵抗します。子どもが不機嫌でいるのを見るとつい、「機嫌が悪いんだったら、部屋へ行ってくれないか。そんな顔、食事中に見たくない」などと。

こんなふうに言われると、「ネガティブな感情はいけないもの」という印象を子どもにあたえてしまいます。それで子どもは、「自分はダメな子なんだ」という気持ちになるのです。

これはまったくの間違いです。不機嫌というのは、単なる感情にすぎません。子どもには、「あなたが不機嫌なのではなく、いま、こころに不機嫌っていう感情があらわれているだけなんだよ」と伝えることが大切なのです。

感情は、思考ほど長くつづきません。でも私たちは、感情が実際よりも長くあらわれているかのように感じます。これは、感情についてあれこれ悩んだり、心配したりしているからです。

子どもたちに「感情や気持ちをそのまま認め、感じ、受け入れる」ように教えることは、根本的にとても大切なことです。

どんな気持ちも、抑圧したり、変えたり、すぐに言葉で表現したりする必要はありません。その気持ちを感じ、やさしく注意を向けるだけで十分なのです。

ある日、このようなことがありました。

翌日のクラスの準備をしているとき、高校生の娘が友だちをつれて帰ってきました。ふたりにお茶を出してあげると、突然、友だちがワッと泣き崩れ、痩せ細った肩を震わせました。

両親が離婚するとのことです。言葉をつまらせながら、話し始めました。父親に別の女性ができたらしいのです。その子は激しい苦しみと、途方もない悲しみに耐えられませんでした。

娘はなにも言わずに友だちに腕をまわし、話をただ聞いていました。じっと耳をかたむけていたのです。口を挟むことも、判断することもなく、話に精いっぱい注意を向けていました。うなずいて、気持ちをよく理解しながら、話を聞いていたのです。まるで賢い老女のように、友だちを支えていました。その行為がどれほど意味のあることか、見てとれました。

娘は知っていたのです。つらいときには、そのつらさをどうにかしようとするのではなく、同情していっしょに泣くのでもなく、なにか意見を言うのでもなく、ただ耳をかたむけることが、なによりも効果があるということを――。そう、ただやさしく注意を向けることが大切なのです。

やっかいな感情

やっかいな感情というものはありません。

一般的に、「やっかいな感情と、そこからわき起こる考えやふるまいをあつかうのはむずかしい。感情が激しくて深刻な場合は、とくにあつかいにくい」と、よく言われています。

でも感情は、私たちがどのようにものごとを経験しているかについて、なにかを教えてくれているのです。

感情について、次のことを子どもに教えてあげるとよいでしょう。

●感情に巻き込まれたり、抑圧したりする必要はありません。大切なのは、感情を感じ、しばらくそこにとどまって、注意を向けておくことです。そうすれば「感情は変わっていく」ということに気づくでしょう。

その後、感情を「これは怒り、これは痛み」とか「楽しい、むなしい、こんな感じ」などのように言葉にしたり絵で表現したりすると、子どもは感情を理解しやすくなるでしょう。

●感情は自分自身ではありません。感情を、ただ感じているにすぎないのです。「わたし＝泣き虫」なのではなく、たまたまそのとき悲しみを感じているだけなのです。

●感情は自然に生まれてきますからどんな感情でもＯＫですが、ふるまいの場合はなにをしてもＯＫということはありません。

私たちは感情を選べるわけではありません。でも、その感情からどのようにふるまい、行動するのかは、選ぶことができるのです。

あるお母さんが、友だちに裏切られてなにもかもいやになっていた息子さんのことを話してくれました。

「インディは強い正義感を持つ子です。ある日クラスの友だちに、秘密にしていたオンラインゲームのＩＤコードとパスワードを教えてほしいと言われ、だれにも言わないことを約束して、教えました。

ところがその翌日、学校で数人の友だちがインディのＩＤコードとパスワードを知っていたのです。インディはショックを受け、パニックになり、病気になる寸前まで腹が立ちました。学校へはもう二度と行きたがらず、部屋に閉じ込もってしまったのです」

九才のソフィは、ひどい恐怖に悩んでいることを話してくれました。暗い場所、口げんか、苦手なことをすること、ひとりで歩いて下校すること、ベッドの下に幽霊が隠れているんじゃないかって想像してしまうこと、なにもかもが怖い、と。目が涙でいっぱいになり、くちびるは震えています。

私はソフィに、「その怖い感覚、からだのどのあたりで感じる？　どんなふうに感じるのかな？」とたずねると、ソフィはこう言いました。

「おなかに感じる。ぐるぐる動いているみたい」

そこで私は、「しばらくその感覚にとどまって、感じてみよう」と伝えました。「まだ動いている」。ソフィは目を閉じて、じっと感じています。しばらくすると「だんだん小さくなってきた」と言いました。

私はソフィに、やさしく、おだやかに、できるだけ長く、その感覚にとどまるように話しました。

二分後、ソフィはびっくりして目をまるくし、こう言いました。「消えた！怖いのが消えた」。ソフィは喜んでクラスへ戻っていったのです。

大人と同じように子どもも強い感情にはひどくとまどい、どう対処すればいいのかわからないでいます。

このようなとき、子どもに「その感情にやさしく注意を向け、その気持ちを感じるように」教えてあげるとよいでしょう。

さびしさ、恐れ、怒りなど、いろいろなこころの天気を、あるがままに感じるのをやさしくゆるし、理解するなら、嵐が過ぎ去るように、どんな気持ちも過ぎ去っていくのです。

もし気持ちがなかなかおさまらない場合には、子どもを抱きしめたり、犬と遊んだり、こころを別のほうへ向けるとよいでしょう。

子どもは、どうすることもできない自分の気持ちを話したがることもあります。そのときは、耳をかたむけてよく聞いてあげてください。聞くだけで十分です。

でも、話したがらない場合には、ただ「そばにいる」ことを伝えるだけでよいでしょう。

カッとなる性格

怒りはだれにでも生じるもので、一般的に「やっかいな感情」とされています。ときには、「怒ってはならない」と考えることもあるでしょう。でもそう考えると、「怒りはダメなもの」と思ってしまう可能性があります。とくに激しく怒ったときには、耐えられなくなるかもしれないのです。

怒りそのものに、問題はありません。怒りにまかせて行動したときに、問題が起こる可能性があるのです。たとえば、かんしゃくを起こしたり、大声をあげてだれかを傷つけたり、ものを壊したりします。それで、あとになって悔《く》いるのです。

怒りが、内面に向かうこともあります。子どもでも大人でも、なにか無力さを感じて腹が立ち、自分を傷つけてしまうのです。

そこで、怒りがわき起こったときには、どんな場合でも、「呼吸を見る」ようにしてください。そうすることで、無力感や抑えられない怒りをやわらげることができるのです。

怒りは、次の三つのことに反応することから生じます。

●欲しいもの（注目、楽しみ、自分のやり方など）が得られないこと。

●欲しくないもの（けんか、悪い成績、緊張、失敗、嫌いな食べものなど）を得ること。

●気持ちを傷つけられること。（人から「神経質すぎる」とか「へただから仲間にいれない」などとひどいことを言われたり、陰口《かげぐち》を叩かれたりする）

以前、このようなできごとがありました。ある春の日の朝、六才の娘と、学校に着ていくコートのことでもめていました。八時四十五分、もう学校が始まろうとしています。四月の寒い日でした。

娘は腕を組んで、絶対に折れない、という態度をとっていました。

「わたしはオシャレな夏のコートを着ていきたいの。そんなみっともない冬のコートなんか着ていきたくない」

「ほらほらマージリン、学校に遅れるわよ」

「夏のコートを着るまで、学校に行かない」

マージリンは怒りにわれを忘れていました。夏のコートとりに洋服ダンスへ行こうとする彼女の腕をなんとかつかまえましたが、娘は私の手をふりほどいて、こう叫びました。

「学校へ行かない。なんで夏のコートを着ちゃダメなの。苦しめないでよ」

もちろん、娘を苦しめたくはありません。さて、どうしよう……。もう三分で学校が始まります。遅刻します。

このときふと娘が怒りにとらわれていて、私の助けを必要としているということに気がつきました。そして、娘はこの怒りから抜けだせると思ったのです。

名前を呼び、娘を見て、こう言いました。

「マージリン、こころが怒りでいっぱいになっているのね。ええ、いいのよ。大丈夫」

かすかな関心が、娘の目に見えました。

そう、怒りに気づきさえすれば、怒りはまるきり悪いものではなくなるのです。「ねえ、マージリン。マージリンとこころの怒りは、冬のコートを着て学校へ行けるかしら」とやさしく聞いてみると、娘はうなずいて、歩きだしたのです。嵐はやみました。少し遅刻しましたが、それは問題ありません。学校から帰ってきたときには、きっとまた別の問題にとり組んでいることでしょう。

こころの嵐から抜けだすには

ＣＤには、こころの嵐に巻き込まれたとき、そこからスッと抜けだすのに役立つエクササイズを三つ紹介しています。

まず、エクササイズ⑤の「ストップ・ボタン」を練習すると、子どもはいちど立ち止まって「いま、なにをしているのか」ということに気づけるようになります。

外側に注目するよりも、価値判断を入れずに好奇心を持って自分の内側を観察することは、とても楽しいものです。

多くの大人と同じように、子どもにも、とどまることを知らずに次から次へと行動しつづけるという傾向があります。学校から帰るとスポーツ教室へ行き、宿題をし、すわってテレビを見る——。こころのなかで起きていることには、瞬間も目を向けることはありません。

そこで、この「ストップ・ボタン」を押す習慣をつけることで、呼吸に気づき、こころで起きていることを感じる時間と空間が得られます。

気づくなら、そのときおこなっていることをつづけるべきか、少し休みが必要か、それともなにか別のものが必要か、ということを自由に選ぶことができるのです。

エクササイズ⑥では、自分の気持ちに「気づき、感じ、受け入れる」練習をします。

からだのどのあたりで、楽しみや悲しみを感じるでしょうか?

気持ちを抑圧したり、無視したり、感情に負けているなら、感情に対処するのはむずかしいでしょう。

エクササイズ⑦では、子どもが内面の世界の安全な場所――一〇〇パーセントそのままの自分でいることができるほっとできる場所――を旅する機会をあたえてくれます。

CDエクササイズ⑤「ストップ・ボタン」

CDエクササイズ⑥「いやな気持ちの手あて」

CDエクササイズ⑦「安全な場所」

この三つのエクササイズを、習慣的に子どもといっしょにおこなうとよいでしょう。これによって、「とっさに反応するのではなく、気持ちをそのまま受け入れる」ことを、子どもにはたらきかけることができるのです。

子どもは、「強い気持ちがわいてきても不安になる必要はない」ということに気づくでしょう。

気持ちは、ただそこにあるだけです。こころに引っかかって、しばらくつづくこともありますが、かならず消えるのです。

気持ちのなかには、頻繁にあらわれるいやなものもあります。でも、気持ちのことをよく知りさえすれば、それはそれほどいやなものではなくなるかもしれません。また、気持ちのほんとうの性質（変わっていくこと）を発見できるかもしれないのです。

やってみよう

いま、どんな気持ち？

なにか気持ちがわいてきたとき、どんな気持ちでも、その気持ちに気づき、名前をつけてみましょう。

たとえば、子どもに次のような「気持ちの絵」を見せて、そのときの気持ちに合う絵を指でさしてもらいます。

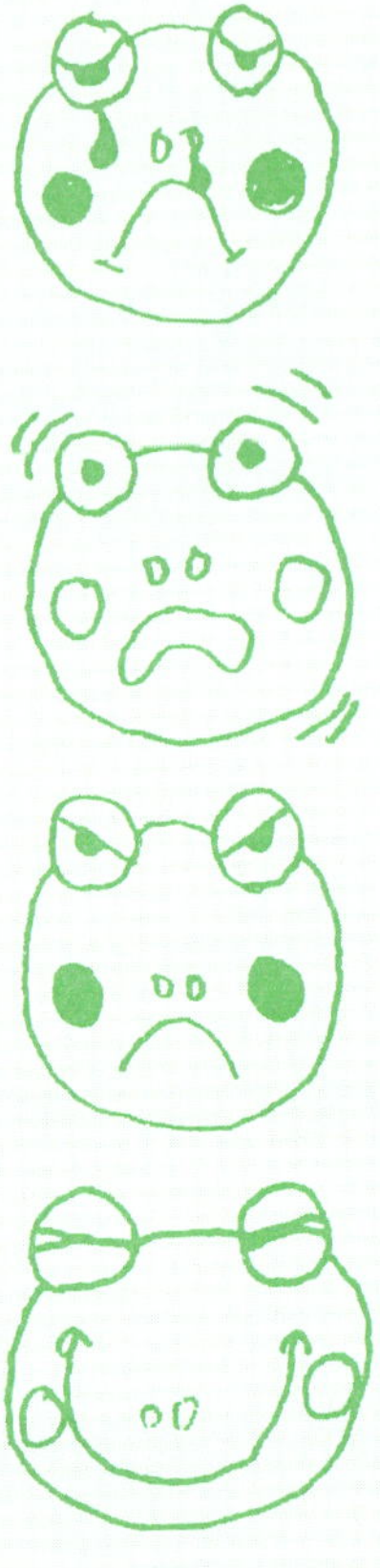

それを手がかりに、次の質問をしながら気持ちについて話し合ってみてください。

- その気持ち、からだのどのあたりで感じますか？
- その気持ちを、どうしたいですか？
- 大好きな友だちやペットといっしょに過ごしているときのように、その気持ちにやさしく注意を向け、しばらくいっしょにいることはできますか？

なにか気持ちを感じたとき、その気持ちをそのまま受け入れることが大切です。そうすることで、子どもは「そうか、怒りはこんな感じがする。恐れはこんな感じ。さびしさはまた違う感じがする。わたしはいま感じている気持ちに注意を向けられる」ということに気づくでしょう。

また、「気持ちや感情に押しつぶされることなく乗り越えられる」ということも、理解できるでしょう。このように理解することは、とてもよいことです。

さらに、親の気持ち——心配や不満、いらだち、悲しみ、疲れなどを理解し、尊重することも、大切なことです。

ときどき、その日の終わりになっても、気持ちの波に向き合えることもあります。反対に、あまりにも疲れているため、そうしたくないときもあるでしょう。そのときは、ただすわってくつろいでください。それも問題ありません。

The Conveyor Belt of Worries

8

悩みの
ベルトコンベア

いま起きていること以外のことを望んだ瞬間、すぐに悩みが生まれます。

●わたしの悩みは、大好きなおばさんに会ってはならないこと。パパとママがおばさんと大げんかをしたから、もうおばさんのところに行っちゃいけないって言うの。むかついて、あたまが痛い。

●「間違えたかもしれない、どうしよう」ってずっと考えていると、夜眠れなくなる。恥ずかしいし、気になってしょうがない。

●パパがいなくてさびしい。遠く離れたフランスに住んでいるから、なかなか会えないんだ。

子どもも大人も、さまざまなことに悩んでいます。でも、たいてい自分がなにに悩んでいるのかに気づいていません。また、悩みにたいしてどう考えているのか、どんな見方をしているのか、どんな判断をしているのか、ということには、ほとんど気づいていません。

また、「悩めば問題を解決できる」と思っている方もいるかもしれませんが、それは間違っています。悩んでも、問題は解決しないのです。

そこで、子どもに「思考ってどのようなものか」について話をし、「思考や悩みによい影響をあたえることができる」ということを紹介するとよいでしょう。

思考をすべて信じない

自分の考えがすべて正しいと思わないことが大切です。

たとえば「よい成績をとるなんて絶対に無理」といった考えは、事実ではありません。

「思考は自分ではない」と理解する

自分はあまりかっこよくないとか、かわいくない、ユーモアがないなど、どんな考えも自分自身ではありません。

悩みを書く

いちばんよく起こる悩みごとを三つ書いてください。

悩みに気づく

これから数日間、三つの悩みごとのうちいずれかが生まれたら、悩みに巻き込まれないよう、その悩みを観察しましょう。

悩みに注意を向け、深刻に悩まずに悩みをただ観察するなら、酸素を奪われた炎のように、悩みは自然に消えていくでしょう。

といっても、悩みのなかには何度もくり返し戻ってくるものもあります。そうした悩みには、とくに注意を払わなければなりません。深く見つめたり、受け入れたり、理解したりすべき潜在的な原因がなにかあるかもしれないのだから。

思考ってなに？

思考は、あたまのなかで響くささやき声のようなものです。話が止まらない一流の落語家のように、この声はとどまることを知らずに話しつづけます。いろいろなことに口を挟みます。自分について、世界について、着る服について、食べものについて、すべきことや、しなければならなかったことについて、なににでもいちいち意見を挟むのです。

思考とは、困難なことや楽しいことについて考えることです。したいこと、なりたいものについて考えることです。

先週起きたわずらわしいできごとについて、あれこれ考えることです。

現在・過去・未来について考えることです。

でも、どんな思考も「悩みのベルトコンベア」にそって過ぎていくのです。

思考は、「自分」のことについていろいろ悩みます。たとえば、「明日の試験のことがあたまから離れない。試験に落ちるんじゃないかって、心配で仕方がない」というように。

また、「他人」のことについても悩みます。「わたしは世界の国の人のことをよく心配する。この前ニュースで大きな地震があったのを見たとき、悲しくてたまらなくなった。ひどい状況だ。なにかできることがないかな。でも、なにをしていいのかわからない」

思考と感情は、いっしょにはたらく傾向があります。仲よくすることはめったにありませんが、お互いに探し求めるのです。

たとえば、新しい家に引っ越すことになった子どもはこう考えます。「ここを離れたくない。引っ越しするのはさびしい（感情）。でも、そんなふうに考えるのは赤ちゃんみたい。だから口に出すのをやめよう（思考）」と。

両親は、子どもが引っ越しについてなにも話しませんから、安心しているかもしれません。でも、子どもはさびしさをたびたび思い浮かべているため、こころのなかはさびしさでいっぱいになっているのです。

このとき、そのさびしさに注目すべきです。

思考のベルトコンベアは止められる？

「思考って止められるの？」と、疑問を持っている方が大勢います。家族やグループで次のエクササイズを楽しみながら、その答えを見いだしてみましょう。

グループのなかのひとりが十五秒間、時間を計ります。ほかの人は目を閉じて、「なにも考えない」ようにします。なにも考えずにいられるでしょうか？

- 目を閉じて、十五秒間なにも考えないでください。
- なにに気づきますか？　もしかすると、「なにも考えないようにしよう」と考えていませんか？
- どんなことを考えていましたか？

思考や感情を簡単に止めることはできませんし、止める必要もありません。悩み、怒り、非難、喜び、楽しみ、意見、計画、説明、記憶などは、ノンストップで生まれつづけるものです。

そこで、子どもがこうした思考や感情に嵌《は》まり込んで、打ちのめされそうになっているとき、次のように話してみてください。

「思考のおしゃべりに耳をかたむけるのをやめましょう。そして思考を〝天気〟や〝流れ去っていく雲〟のように見ましょう」

そうすると、子どもは「あたまに浮かんでくる思考や感情は過ぎ去っていく。だから信頼できるものではない」ということを学んでいくのです。

思考の多くは、事実ではありません。（たとえば〝試験に落第するかもしれない〟とか〝○○ちゃんにさそってもらえないいんじゃないか〟〝ぼくはかっこ悪い〟〝わたしはかわいくない〟といった思考は事実ではないのです）

そこで、こうした思考にとり組む前に、まず「思考とはなにか」を知る必要があります。

思考って、いったいなんでしょうか？　次のエクササイズをすると、発見できるかもしれません。

思考を観察する

二、三人ですわります。

ひとりが質問をして、ほかのひとは考えます。

まず、質問者が二つか三つ質問をします。（左のリストにある簡単な質問でもいいですし、自分で考えた質問でもいいです）

質問された側は、あたまのなかで、質問にたいして自動的に答えようとする「思考の流れ」に耳をかたむけます。

どんな思考が通り過ぎていくでしょうか？　その思考は映像といっしょでしょうか？

それぞれの質問に、五秒間ずつ考えることができます。

- 好きな食べものはなんですか？
- どんなとき、楽しいと感じますか？
- 悩んでいることはありますか？

●なんでも好きなことを考えてみてください。なにを考えるでしょうか？

（この質問には二〇秒間考えることができます）

思考は常に忙しくはたらいています。そこで、その思考に関わるのか、それとも思考を観察して過ぎ去らせるのかを選ぶことが大切になります。

思考をうのみにして真《ま》に受けるのか、それとも、呼んでもないのに勝手に来ておしゃべりをする幼なじみのように見てにこやかに気づくのかは、自分しだいなのです。

思考を観察すると、思考がいかに自分のこころをかき乱しているかということがわかるでしょう。（たとえば算数の問題が解《と》けないとすぐにイライラしたり、ポテトチップスのことがあたまに思い浮かんだとたん、つい台所の戸《と》棚《だな》へ行ったりするというように）

このことが理解できると、思考についてさらに深く理解できるでしょう。

なにに悩んでいる?

だれだって、悩むことがあります。悩んでいると、こころは疑いや恐れ、不安が待ちぶせしているところに沈んでいきます。ときには混乱して、夜、眠れないこともあるでしょう。

でも、なにに悩んでいるのでしょうか? 子どもといっしょに次のエクササイズをして、悩みを観察してみましょう。

まず、左のリストの白い部分を完成させます。

次に、リストのなかで「めったに悩まないこと」はどれか、「よく悩むこと」はどれか、子どもに聞いてみましょう。

子どもは、考えたことをノートに書きます。

このようにして、自分のこりかたまった思考パターンと、そのパターンへの習慣的な反応を観察することができるのです。

「わたしは……」から始めて、自分の考えを完成させましょう。

（男の子の場合は、「わたし」を「ぼく」にかえてもよいでしょう）

●いじめられていることに悩んでいます。

いじめられると、わたしは　　　　　。

●ものごとをあまり上手にできないことに悩んでいます。

このとき、わたしは　　　　　。

●けんかしたことに悩んでいます。

わたしは　　　　　。

●わたしにたいして怒る人がいることに悩んでいます。

わたしは　　　　　。

●わたしを傷つけた人に仕返ししたい、と思っていることに悩んでいます。

わたしは　　　　　。

●友だちがわたしのことを好きかどうかに悩んでいます。

わたしは　　　　　。

●ほかの悩み。

わたしは＿＿＿＿＿＿＿＿に悩んでいます。

わたしは＿＿＿＿＿＿＿＿。

子どもたちに「悩みのベルトコンベア」について少しお話したあと、CDのエクササイズ⑧を試してみるとよいでしょう。寝る前にするのが効果的です。

からだがリラックスすると、思考が次から次へと浮かんでくることがよくあります。でも、思考がベルトコンベアのように流れていくのを観察しているなら、こころが混乱することも、悩むことも、もうないのです。

CDエクササイズ⑧「悩みのベルトコンベア」

「あたま」から「おなか」へ

このエクササイズは、「あたまからおなかに注意を移していき、思考から離れる」練習です。

クモの糸のように、注意を下げていきます。下へ下へ、少しずつ、おなかまでずっと下げていきましょう。

おなかに思考はありません。ただ空気だけです。空気が静かに動いているだけです。おなかの深いところは、しいんとしています。そこに悩みはありません。けんかもありません。おだやかさと深い静けさがあるだけです。

子どもが悩んでいるとき、すべきことはふたつだけです。

- 悩んでいることに気づくこと。
- あたまの思考から離れて、おなかの呼吸に注意を向けること。（おなかには思考がありません）

やってみよう

もうひとつ、悩みの静め方をご紹介しましょう。

悩みごとの小さな箱

「あたまからおなかへ」のエクササイズがむずかしい子どもには、このエクササイズをするほうが、効果があるかもしれません。

箱をひとつ用意してください。

子どもといっしょにその箱をきれいに飾りましょう。これは、「悩みごとの箱」です。

夜寝る前、子どもに、こころに引っかかっていることはないか聞いてみてください。

なにか心配ごとはない？　悩んでいることはない？

自分の悩みに目を向け、観察してみると、どんなことに悩んでいるのかが見えてくるでしょう。観察しなければ、なにも見えません。

見えたら、その悩みを「悩みごとの箱」のなかに入れます。ふたをあけ、悩みを入れて閉めましょう。そして、その箱を部屋の棚に置きます。

子どもは離れたところからその小さな「悩みごとの箱」を眺めます。そうすることで、「あたまのなかにはもう悩みがない」ことを見るのです。

It Is Good to Be Kind

9

思いやり

思いやりは、人にそなわっている最も力強いこころの性質です。思いやりは、いたるところに降りそそぐ、やさしい雨のようなものです。差別することなく、降りそそぐのです。

思いやりは、人を評価したり、価値判断を入れたりすることなく、受け入れます。これが純粋な思いやりです。

思いやりは、こころに触れ、こころを育て、自分と他人を信頼することを教えてくれます。

ものごとがうまくいかないときやつらいときでも、自分自身や他人に思いやりを向けることで、こころがなごみ、癒《いや》されます。こころが安定し、解き放たれるのです。

思いやりが持つ癒しの力について興味深いお話がありますので、ご紹介しましょう。

ある大きな大学病院の小児科に、三人の専門医がいます。それぞれが異なる病室を担当しています。そのなかで、ある病室の患者は、ほかの病室の患者よりも、非常によい治療効果が見られました。でも、それがなぜなのか、理由はだれにもわかりません。臨床像も、年齢も、薬も、ほぼ同じでした。医師たちは調査しましたが、はっきりしたことはわかりません。

しばらくして、それは「人の思いやり」にあることが明らかになったのです。

その病室には、スリナム人の女性清掃員が毎日そうじに来ていました。彼女は子どものベッドのそばをそうじするとき、スリナムの子守唄を歌ったり、足を止めて子どもの話に耳をかたむけたり、聞かれたことに答えたり、頭をやさしくなでたりしていました。

この女性のこころのあたたかさや喜び、無条件のやさしさが、その病室の子どもを、他の病室の子どもよりも、早く回復させていたのです。

子どもはたいてい思いやりに親しんでいるものです。信頼し、やや夢見がちでいるか、何かに夢中になって遊んでいます。一日一日をそのまま受け入れて過ごしています。ものごとを、ありのまま、喜んで受け入れているのです。

でも、例外もあります。ある日、不安と不眠症に悩んでいたサンダーという八才の男の子が、両親といっしょに私のところに来ました。両親の話によると、サンダーが学校でいじめられているとのことです。いじめは陰険なやり方で、徐々にエスカレートしていきました。

まず、サンダーが乗っている自転車のタイヤの空気が抜かれました。だれのしわざか、だれもわかりません。

次に、サンダーの上着が隠されました。その上着は、もう見つかりませんでした。このときも、だれのしわざかわかりませんでした。

別の日の放課後には、男の子数人に囲まれ、からかわれ、ののしられました。サンダーはひとりで家に帰るのが怖くなりました。どうすればいいのかわからず、無力になり、とり残された気分になりました。なんでぼくが……という思いがあたまから離れません。これがいっそう不安をかき立てていったのです。

幸い、サンダーはいじめられていることを両親に打ち明けました。

両親は、息子が夜眠れないでいることについて、専門家に助けを求めました。さらにサンダーにたいして、自分で立ち上がり、いじめの状況に向き合い、責任を持つように励ましました。

このようなことをしても、いじめはすぐになくならないでしょう。でも、サンダーがずっと抱えていた被害者的な意識は、だんだん弱くなっていったのです。サンダーは柔道を習い始めました。これまでと同じようにやさしさを保ちながらも、いじめっ子に脅されそうになったときには、自信を持って対応しています。

仕返しはなんのため?

相手をいじめたり、殴ったり、悪口を言ったりして仕返しをすることは、効果的な方法でしょうか?

効果があると言う方もいるかもしれませんが、私はそう思いません。からだや言葉でだれかを傷つけることは、まぎれもなく敵意や対立を増大させ、さらなるトラブルを引き起こすだけなのです。

では、いじめられたとき、仕返しをしないかわりにどうすればよいのでしょうか?

それは、自分は弱虫ではなく、相手の言いなりになることもない、という姿勢を示すことです。

逃げたり、けんかしたりする必要はありません。言葉や行動で、はっきり示すことができるのです。そうすれば、いじめられることはないでしょう。

むかし、あるところに一匹のヘビがいました。このヘビは、人間が自分の姿を見たとたん、叫び声をあげて逃げてしまうことにうんざりしていました。

そこで森へ行き、森で暮らす長老に、どうすれば人間が自分のことを怖がらなくなるのかを相談しました。長老は少し考えてから、こう言いました。

「人間をにらんだり、毒牙《どくが》を見せたり、噛みついたりしないことだ。なにがあっても〝害のないふり〟をしなさい」

ヘビは、試してみました。でも、この方法は逆効果に終わりました。村人たちは、ヘビがもはや危険ではないと考えて、とたんにヘビにたいして大きな石を投げつけてきたのです。

かわいそうに、ヘビはかろうじて命からがら逃げだし、もがきながら長老のところに戻りました。

「今度はどうしたのかね？」

ヘビが事情を話すと、長老はこう言いました。

「ならば、鋭い毒牙を見せて、力を誇示しなさい。村へ入るときには身をくねらせ、シュルシュルと這《は》っていくように。だが、毒液を噴《ふ》きだしたり、人を傷つけたりしてはならぬ」

そう言って、ヘビを送り返したのです。

ヘビは身をくねらせながら村へ這っていきました。それを見た村人たちは、もはやヘビに石を投げようとせず、ヘビから適度な距離を置くようになったのです。

今度は、なにも問題は起こりませんでした。

思いやりを育てる

ある学校のマインドフルネスの授業で、「思いやりのエクササイズ」をおこないました。

これは、「自分にやさしくしてくれる人」のことを思い起こし、やさしさや思いやりとはどのようなものかを理解するレッスンです。

まず、お父さんやお母さん、おじいさんやおばあさん、育ててくれた両親の名前をあげて、やさしくしてもらったときのことを思いだします。

次に、同じやさしさを、まわりの人や他の生命にも向けることができるということを学んでいきます。

自分にやさしさがありさえすれば、どこにいようとも、いつでも人にやさしさをおくり、人の幸せを願うことができます。また、自分にたいしても、やさしく思いやりを向けることができるのです。

この「思いやりのエクササイズ」をすることで、子どもはふりかえり、こころを見つめ直すことができるでしょう。

髪の毛をつんつんにとがらせ、つっぱって、いたずらな目つきをした、就学前の子どもが、思いやりのエクササイズをしたあと、このように話してくれました。

「まわりの人がぼくを愛してくれていることはわかっている、でも……」

男の子は胸に指をつきつけて言いました。

「ぼくはあんまりいい子じゃない。いたずらばかりしているし！」

そのとたん、その子が小さく、弱々しく見えました。

思いやりややさしさがないときがあったとしても、それはすべてが終わりということではありません。だれだって、機嫌が悪いときもあれば、きついことを言うときもあるものです。

でも、そうした自分のふるまいに光を当て、思いやりがないことに「気づく」なら、もっと自由にふるまえるようになるということを、子どもはこのエクササイズを通して学んでいくのです。

思いやりを育てるほうへ、一歩前に踏みだします。このようにして、よりよい世界を自分でつくっていくことができるのです。

思いやりを持つことは、よいことです。子どもにとっても、だれにとっても、よいことなのです。

別のクラスでは、思春期直前の生徒二十八人と学校の体育館で「思いやりのエクササイズ」をおこないました。だれひとり、これがわけのわからぬへんなことだとは思わずに、真剣にとり組みました。

やさしい言葉を伝える

やわらかくてきれいなボールをひとつ用意します。これは「やさしい言葉のボール」です。

みんなで大きな円を描いて立ち、友だちにボールを投げながら、やさしい言葉を伝えるエクササイズです。

ボールを持っている子どもが、円にいる友だちの名前をひとり、大きな声で呼んで、その子にボールを投げながら、このような言葉をかけました。

「けんかをしても、いつもあなたから仲直りしてくれる。すばらしいな」

ボールを受けとった子どもは、「ありがとう」と言い、少し考えてから、向かい側の別の女の子にボールとやさしい言葉をおくりました。

「いつも自然体でいるところが好き」

女の子がボールとやさしい言葉を受けとると、照《て》れくさそうに笑みを浮かべました。そして別の子の名前を呼んで、やさしい言葉をおくりました。

「あなたは特別。ほんとうの友だち。なんでも話せる」

クラスのいじめっ子で、トラブルメーカーの男の子にボールが投げられたとき、私はジーンときました。その子はボールといっしょに、こんなメッセージを受けとったのです。

「昨年よりもずっとステキになったね」

この思いやりのエクササイズのあとしばらくして、先生たちはクラスの雰囲気が変わっていることに気づき、ミーティング中、このような驚きをあらわしていました。

「子どもたちは前よりもお互いにゆずり合うようになっています」

「その子が無理だと思っていたことができたとき、クラスから〝やったね〟とか〝すごい〟という声がよく聞こえるようになりました。雰囲気がすっかり変わりました。お互いに助け合い、仲間外れにすることがほとんどなくなっています」

CDエクササイズ⑨「思いやり」

CDエクササイズ⑩「こころの部屋の宝物」

この「思いやり」と「こころの部屋の宝物」のエクササイズをつづけていくと、子どもたちはおだやかなやさしさに気づくようになり、ふりかえる力が育っていくでしょう。

やってみよう

だれだって、やさしい言葉が好きなものです。

そのままのあなたがステキ、と言われたり、自分のよいところや好きなところを話しているのを聞くことは、とてもうれしいものです。こうした言葉は、何年たってもおぼえていたいでしょう。

高価な宝石のように、うそのないほめ言葉ややさしい言葉は「こころの部屋」に宝物として大切にたくわえられるのです。

「思いやりがない」ことに気づく

伸び縮みする素材を使って、アームバンドをつくりましょう。このアームバンドを、自分と他人を思いやるためのリマインダーとして、何週間でも、必要なあいだだけ、右の手首に巻いておきます。

そして、わがままな行為をしたり、自分に思いやりがなかったり、他人にたいしていやな気持ちを向けたりしたとき、アームバンドをもう片方の手首に移します。

またわがままになったら、反対の手首に移します。

こうすることで、わがままな行為をするたびに、意識し、気づくことができるのです。

いやな気持ちになったときには、小言《こごと》を言わず、その気持ちに気づき、ちょっと笑みを浮かべながら、アームバンドを反対の手首に移すだけでよいのです。

注意点

おうちの方は、子どもが練習しているとき、わがままで思いやりのない行為をしているのを見ても、それを指摘しないようにしてください。指摘すると、練習がさまたげられますから。子どもが自分で「気づく」ことが大切なのです。

これは、自分には思いやりがないということを自分に言って聞かせる練習ではありません。思いやりがないことに「気づく」練習です。気づくとすぐに、次にどうすべきかということを選ぶことができるのです。

気づいたいま、思いやりがないままでいますか、それともなにか変えますか？

いやな人にも思いやりを向ける

家庭や学校など、まわりにいる人のなかで、いつも自分を悩ます人、いやな人、できるだけ避けたいと思う人をひとり選んでください。

次に、だれにも知らせずに、その人のやさしさや思いやり、寛大さなど、なにかよいところを探しながら一日を過ごします。

その人と親友になる必要はありません。でも「その人はいやなところばかりではない」と理解することはよいことです。

あなたの好きなところは……

次のエクササイズは、字の書ける家族みんなで楽しむことができます。おじいさんやおばあさんもいっしょにすると楽しいでしょう。

まず、家族全員の名前を書いた紙を、みんなに配ります。

少し時間をとって、それぞれの人の長所や感謝しているところを思いだします。

そして、ひとりひとりの名前の横に、その人のやさしいところ、よいところ、こころに残っているところを、ひとつ書きます。

書いたら紙を折り、お父さんかお母さんに渡し、あずかってもらいましょう。

数週間後、親はあずかっていた紙をとりだし、ひとりひとりの「やさしい言葉」をまとめて、みんなの枕もとに置きます。

朝起きたとき、それぞれが自分についての「やさしい言葉」を見つけるのです！

ふだんはほとんど聞くことのない「やさしい言葉」を知ったとき、こころがあたたかくなるでしょう。なにか特別にがんばらなくても――ふだんの姿でいるだけで――自分になにかよいところがあると知ることは、こころを打たれます。

このエクササイズで得たあたたかさを、こころに持ちつづけることができるでしょう。

思いやりが薄れることはありませんし、やさしさが消えることもありません。ほんものの思いやりやさしさは、こころをずっとあたたかくしてくれるのです。

Patience, Trust, and Letting Go

10

信頼して手放す

毛虫が蝶《ちょう》になるのを待つくらいの「落ち着き」さえあれば、赤ちゃんのような「信頼」さえあれば、秋の落ち葉のように智慧《ちえ》で「手放す」ことさえできれば、いまよりもずっと楽に生きられるでしょう。

いまよりももっと上手に、もっと安全に、もっと美しく、もっと簡単に――、あるいは過去に戻れたらいい――などと、「いまの状態とは違ったらいい」と思うことがたくさんあります。

だれだって、ときどき落ち込んだり、悲しんだり、さびしさをまぎらわしたくなったり、トンネルの先にある明かりを見ようとしなかったりするものです。

このとき、こころに願いの火がともることがあります。いまあるものとは別の、なにか深い願いを望むようになるのです。

願いや望みは大切なものです。実際それは、いまよりよい世界、より安全な場所、より健康を得るための、最初の第一歩になるのです。

願いや望みはよいものですが、やっかいなものでもあります。

願いや望みがあると、自分に「あるもの」よりも「ないもの」に注意が引きつけられてしまうのです。

では、「ないもの」で欲しくてたまらないものにとらわれず、こころの願いをあつかうにはどうすればよいのでしょうか？

願いってなに？

子どもをよく観察してみると、子どもが大きな願いを持っていることに気づくでしょう。

まず、「なにかをやめたい」という願いがあります。友だちとのけんかをやめたい、いじめられたくない、病気が治ってほしい、ひどいニキビがなくなってほしい、太りたくないなどです。

また、「達成したい」という願いもあります。よい成績をとりたい、試験に合格したい、もっと自信をつけたいなどです。

こうした願いのほとんどは、ひたむきに努力をしたり、くり返し練習したり、バランスのよい食事をとったり、むずかしい計算を解《と》いたりなど、必要な行為を重ねれば実現できるものです。

でも、難病が治ってほしいとか、誕生日に離れて暮らすパパと過ごしたいなど、自分の力ではどうすることもできない願いについてはどうでしょうか？　なかには、私たちがどんなにがんばってもかなわない願いもあります。世の中とは、そういうものなのです。

ではハッピーエンドになりたいとか、状況を変えたいといった強い願望にたいして、なにもできないのでしょうか？

幸い、できることがあります！　状況にたいする「自分の見方」は、いつでも変えられるのです。

見方を変えるのと同時に、「ビジョンを持つ」ことも役に立つでしょう。悪夢のような恐ろしいビジョンではなく、すばらしいビジョンを持つことができるのです。

こころの映画館

だれだって目を閉じれば、あたまのなかに流れる映像を見ることができます。この映像は、最初から最後までまとまっているものもあれば、でたらめで、つながりのないものもあります。まるでこころの映画館のコントロール室にいて、映像のスイッチをオンやオフにしているようなものです。たとえば、大事な試験に落ちる場面を何度も再生して見るというように——。

私たちは、こうしたイメージを、知らず知らずのうちにいつでもつくりだしています。でも、イメージ自体に執着する価値はありません。

そこで、こころがいやなヴィジョン（恐ろしいヴィジョン）をつくれるなら、楽しいヴィジョン（美しいヴィジョン）もつくれるのではないでしょうか？

つくれます。こころのあるスキルを意図的に引きだすことで、ほんものの映画監督のように、美しくて楽しい映像をつくることができるのです。

ある女の子が、六才の誕生日に自転車をもらいました。その子はいきなり自転車にまたがって、楽々と走りだしたのです。

両親は不思議でなりません。「どうして自転車に乗れるの？」と聞いてみると、女の子は「自転車に乗っているところをいつもこころのなかで見ていたから」と言いました。

自転車の乗り方を、ずっと思い描いていたのです。

中学二年生のサスキアは、ある日、これまでよりもはるかにすばらしいプレゼンテーションができました。プレゼンテーションの少し前に「静かにすわるエクササイズ」をおこない、そのおかげでリラックスできたのです。

さらに、クラスの前でゆったりと、自信を持ってプレゼンテーションしている姿を、一週間イメージしていました。

といっても、一日に二分程度ですが。

このように、意図的にイメージを思い描くことによって、こころにひそんでいる能力を発見し、引きだすことができるのです。

イメージは、魔法の杖《つえ》のようなはたらきをしたり、実現不可能なことを可能にしたりすることはありません。

そうではなく、すでに自分のなかにあるもの、強めたいもの、向上させたいもの、頼りになるものを、こころのなかでイメージして引きだすのです。

これはちょうど、アーティストがごつごつした石にひそむ魅力を見いだし、その石を少しずつ彫って、自分のビジョンを表現していくようなものです。

願いをイメージする

子どもたちに、どんな願いがあるのかをたずねてみると、こころに隠している深刻な願いがあることをよく聞きます。

子どもたちは夜ベッドのなかでそれについてしょっちゅう考えていますが、親に話すことはめったにしません。話しても状況は変わらないとあきらめているのか、それとも、ただでさえ悩んでいる親をさらに悩ませたくない、と思っているようです。

●わたしの病気は治らないから病気といっしょに生きていかなければならない、ってママが言うんだけど、そんなこと言われたって、どうすればいいのかわからないわ！

●パパとママがまた仲よくお話してくれるといいな。一年前に離婚してから、ずっと話してないみたい。

●病気はもういや。お友だちみたいに、わたしも元気でいたい。

●おじいちゃんに会いたい……。生きていてほしかった。

このような一見どうすることもできない願いでも、イメージを効果的に使うことで、こころの苦しみをやわらげることができます。

これは、現実をあやつりたいからではなく、「ものごとは遅かれ早かれ変わる」という智慧と知識を持って、イメージを使うのです。これによって、状況にたいいする自分の見方が変わることもあれば、状況そのものが変わることもあります。私たちにはたいてい状況がどうなるのか、前もって知る方法はありません。でも、変化は起こります。かならず変わるのです。これに関して、次のエクササイズが役に立つでしょう。

願いごとがかなう木

従来からよく使われている「ビジュアライゼーション」(視覚化)の優れた技法を用いることで、子どもたちはこころが落ち着き、信頼し、手放せるようになるでしょう。

まず、願いごとをビジュアライズするように言います。

次に、「状況は変わる」ということを信頼するように言います。

それから、状況をコントロールしたいという欲と、コントロールできないものを手放すようにすすめます。

手放し、やがて願いにとらわれなくなったとき、状況が変わり、願いがかないやすくなるのがわかるでしょう。

では、背筋をまっすぐに伸ばし、楽にすわってください。目を閉じるか、半分だけ閉じます。

このようにすわっていると、呼吸に気づくでしょう。呼吸に気づくことは、いつでも特別なことです。いますわっているところ、つまり「いまここ」に戻ることができるのですから。まさに、いまこの瞬間に戻ることができるのです。

しばらくのあいだ、呼吸に注意をとどめてください。ふだんはあまり意識することのない呼吸が変化しているのを感じてみましょう。息が出たり、入ったりしています――。出たり、入ったり、くり返しています。

呼吸が落ち着いたら、こころのなかで、自然に囲まれた美しい場所を歩いていると想像してみてください。そこは以前、訪れた場所かもしれませんし、空想上の場所かもしれません――。ゆっくりと眺め、どこにいるのかを見てください。そこは静かなよい場所です。安全で、心地よく、美しい眺めです。なにが見えるでしょうか？

遠くを眺めると、古い木が見えます。そこまで歩いてみませんか。その木は美しくて古いですが、特別な木です。根を強く張り、一〇〇年以上ものあいだ立っている「願いごとがかなう木」です。太くて荘厳な幹、広く枝分かれした枝からは、鮮やかな若草色の葉が生《お》い茂っています。

よく見ると、枝に白いハトが数羽止まっています。寄り添っているハトもいれば、群《む》れから離れているハトもいます。ハトがいっぱいです。一羽一羽のハトは、願いごとをひとつずつかなえてくれます。すぐにかなうわけではありませんが、時が熟したときにかなうのです。

ただ、どんな願いでもかなうわけではありません。こころから率直にあらわれた、あなたにとって「ほんとうに大切な願い」だけがかなうのです。

それでは、少し時間をとって願いごとを自然に浮かび上がらせましょう。考える必要はありません。なにかがわき上がってくるのを、ただ待つだけでよいのです。

それは気持ちかもしれませんし、アイデアかもしれません。これまでだれにも話したことのないことかもしれません。なにがわき上がってくるでしょうか？

わき上がってきたらすぐに、だれにも聞こえないよう、静かな声でハトを一羽、呼びましょう。そして手のひらに止まらせ、心臓のほうに近づけます。こころのいちばん深いところにある願いごとを、ハトに話してください。ハトは受けとってくれるでしょう。

願いごとをあずけたら、ハトを放してください。ハトがどんどん遠くへ飛び去っていきます。願いごとをかなえるほうへ羽ばたいていくのです。

願いごとがかなうのは、今日や明日ではありません。来週でもありません。でも、安心してください。状況は変わりますから。かならずしもあなたが期待しているとおりにいくわけではありませんし、思っているほど早くかなわないかもしれません。でも、期待しているよりも、よいことが起こるものです。

ある日、状況が変わって、願いごとがかなっていることに気づくでしょう。それは、もしかすると、それについて望むのをやめたときかもしれません。

信頼してください。信頼し、願いと、それに関連するイメージをすべて手放すのです。

手放したら、静かに目をひらいてください。そしてしばらくすわったままでいましょう。

「願いごとがかなう木」のエクササイズが終わったら、子どもがどんな経験をしたのか、聞いてみることが大切です。このとき、話すことはなんでも受け入れるようにしてください。

十一才の女の子が、亡くなったママに会いたいと話してくれました。「願いごとがかなう木」のエクササイズをしているとき、「ママにもういちど会いたい」という気持ちを強くあらわしてくれたのです。

そこで私は、「からだのどのあたりでママのことを感じるのかな?」と聞いてみました。

すると女の子の表情がやわらいで、うれしそうに、「胸のなか」と言いました。

「ママのことを思いだすと、ママが見えるの?」

「ちょっとだけ。明るい小さな輪のなかに見える」

そこで私は、「毎日好きなだけ胸のほうに注意を向けてママを見てみましょう」と言い、「もしよかったら、こころのなかにいるママの絵を描いてみない？」と聞いてみました。

三週間後、女の子はうれしそうに描いた絵を見せてくれました。

その絵を、女の子のベッドに掛《か》けました。このとき、胸が張り裂けそうなほどの喪失感の痛みは、別のものへと変わっていったのです。

別のものとは、「受け入れる」ことです。毎日、寝る前にママに話しかけました。そのうち、パパとつき合っている新しい女性のことを、少しずつ好きになっていったのです。

学校でいじめられていた女の子が、お母さんに「願いごとがかなう木」のことを話しました。その子のいちばんの願いは、「いじめられたくない」ということでした。

お母さんは、娘がいじめられていることをそのとき初めて知りました。そして、すばやく行動したのです。学校へ行き、いじめの問題について話しました。学校は、女の子と、いじめている子、担任の先生とで話し合いをする場を設け、問題が解決するよう積極的に対応してくれたのです。
いじめは二度と起こりませんでした。このようにして、願いごとがすぐにかなったのです。

大きな願いでも小さな願いでも、どんな願いでも、それをかなえるには、「落ち着き」と「信頼」と「手放す」ことが重要な要素になります。

落ち着き

どんなことにも「適切な時期」がありますから、落ち着いて待つことが必要です。

信頼

「ものごとは常に変わっている」ということを理解して、信頼します。

手放す

最後に、手放します。願いごとがかなうようにそのプロセスを操作したりコントロールしなければならない、という考えを手放します。なにがなんでも自分のやり方で突《つ》き進もうとする考えを手放すのです。

この手放していくプロセスは、けっして簡単なことではありません。でも、これだけはおぼえておいてください。手放すことは、あきらめることではないということを——。

状況を操作するのをやめることは、希望をあきらめて現状でがまんすることではないか、とよく思われがちです。でも、それは違います。

現状を理解し、受け入れることで、道が実際にひらかれていくのです。

なにか別のことを望んだり、操作したり、期待したり、強引に変えようとしたりしても、望みがかなうほうへ向かうわけではありません。

そうではなく、「将来は変わると知る」ことで、変わっていくのです。これを理解すると、こころは解き放たれるでしょう。

状況に関係なく、手放すことは、親や子どもの人生で起きてくるさまざまなできごとにたいしてどう対処するのか、選択する自由をあたえてくれるのです。

次の少年のお話から、このことがわかるでしょう。

あるところに、サーファーになるのを夢見ていた少年がいました。まだわずか一〇才。海から遠く離れたところで暮らし、サーフボードを買うお金もありません。それでも少年はサーファーになる夢を見つづけました。

昼も夜も、目を閉じると自分がサーフィンしているところを見ることができました。感じることもできました。海の匂いをかいだり、筋肉の緊張を感じたりもしました。精いっぱい意識を集中し、絶えずバランスを調整して、波に乗っているところをイメージしていました。刺激的でワクワクしています。ますます頻繁にイメージするようになりました。

「よし、波に乗るぞ。この波だ。わあ！　いいぞ、すごい」

でも、実際に海でサーフィンをすることはできるのでしょうか？

ある休暇の日、両親といっしょに旅行に出かけました。車でフランスのブルターニュにあるコート・ソバージュへ向かったのです。少年はそこがどんなところか知りませんでした。車で一〇時間ほど走り、目的地に到着しました。暑くて、くたびれていました。

でも、車から降りたとたん、海の匂いがしたのです。ワクワクして砂浜まで走っていきました。

そして、夕暮れの木洩《こも》れ日《び》のなか、思いもしなかったものを見たのです。男の子が数人、海の水面に横たわっています。セイウチの子どものように、よい波が来るのを待っているのです。よい波が来るとすぐ、すばやくボードにとび乗り、波に乗りました。

しばらく眺めていると、サーファーがひとり、波に乗りながら砂浜のほうに近づいてきて、大きな声で言いました。

「きみもやってみないか？　すごく楽しいよ。やったことある？」

少年は、自信なさそうに「やったことない。でも、やってみたいんだ」と言いました。

サーファーは少年にボードを手渡しました。それは白色のかっこいいボードで、裏には小さな青いイルカの絵が描かれていました。

少年はサーフボードをしっかり手に持ち、挑戦しようと決めました。少し手こずりましたが、これまでずっとイメージしてきたため、手で水をかきながら波を進んでいくことができました。

そして、高い波を目にしたとき、サーフボードにしっかり足をつけ、立ち上がったのです。息をのみました。大丈夫でしょうか？

大丈夫ですとも！

上手に波に乗れました。これは少年がずっと夢見ていたことです。目を閉じて、サーフィンしているところを、ずっとイメージしてきたのです。そしていま、夢が実現しています。

もちろん、これから学ばなければならないことはたくさんあるでしょう。でも、ほんとうにサーフィンがうまくなりたかったため、どんどん上達していったのです。

少年は現在、オランダ海沿《ぞ》いのスヘフェニンゲンという街で、有名なインストラクターとして何百人もの子どもたちにサーフィンを教えています。サーフィンだけでなく、「信頼する」ことと「手放す」ことも教えているのです。

適切な時期に願いがかなう、ということを「信頼」してください。そして、いまこの瞬間を生きましょう。

次の波がかならずやってくることを信頼し、自分の思いどおりに波を動かしたいという思いを「手放す」のです。

人生では、さまざまな波が起こってきます。人生の波を上手にサーフィンしていくなら、自分の本質だけでなく、絶えず変化しつづける自然の本質も、深く理解できるでしょう。

マインドフルネスのエクササイズを、
楽しめますように。
あなたと子どもたちが、
ますます「いま」に生き、
リラックスし、
自信に満ちた人生をおくれますように。

謝辞

オランダのアメルスフォールト、ＮＩＳ学校協会のウィムとウィリー・ヴァン・ダイク氏、ヘンク・ヤンセン氏、ヨラン・ドーヴェス氏、レオ・ブラス氏、ビー・ヴァン・バーグステン氏、ＫＰＯＡ初等教育機構、アーメルスフォールトとルースデンの諸学校の三〇〇〇人の生徒たち、先生方、役員の方に感謝いたします。忍耐、寛容、深い信頼とともに、私を支え、前向きなフィードバックをあたえてくれたことにより、本書『Stilzitten als een kikker』（邦題『親と子どものためのマインドフルネス』）をお届けすることができました。

子どもと孫は、日々私に元気と勇気をあたえてくれます。子どもはほっといても育つことはなく、愛情が必要だということを、くり返し教えてくれました。

夫は、広いこころで、忍耐強く、優れた判断力を持って原稿に目を通し、有益な意見をあたえてくれました。これが、本書をシンプルで明快なよいものへと高めてくれました。夫との長年の信頼関係と精神的な平等に感謝します。

最後に、マイラ・カバットジン氏とジョン・カバットジン氏のご夫婦には、本書の英語版刊行において多大なご援助を賜りました。

ジョンは、私の同僚ジョーク・ヘルマンツ氏のすすめでオランダ語の拙書をアメリカに紹介してくださり、マイラは英語版ＣＤのエクササイズの録音を快諾してくださいました。お二人のご協力、信頼、思いやり、そしてオランダ語から英語への翻訳のご助力のおかげで、英語版が刊行できました。

個人として、そしてマインドフルネス・トレーナーのひとりとして、マイラとジョンとご一緒できましたこと、大変光栄に思います。感動的で、忘れることはできません。お二人の思いやりとお力添えにたいし、こころより深く感謝申し上げます。ありがとうございました。

訳者あとがき

本書は、『Stilzitten als een kikker : Mindfulness voor kinderen（5–12 jaar）en ouders』（英語版『Sitting Still Like a Frog : Mindfulness Exercises for Kids（and Their Parents）』）の日本語訳です。著者は、オランダのセラピストであり、マインドフルネストレーナーでもある、エリーン・スネル氏です。

もともとオランダ語で書かれた氏の著作が、マサチューセッツ大学医学部名誉教授、ジョン・カバットジン博士のご尽力により英語に翻訳され、アメリカで出版されました。そして、世界の多くの国々に広がっていきました。現在では、フランス語、ドイツ語、スペイン語、ロシア語、ノルウェー語ほか、数多くの言語に翻訳され、大勢の人々に親しまれています。

この本の日本語版の出版を英断されたのが、サンガの島影透社長です。大谷佳央氏は編集からデザイン、装丁、イラストまでご担当くださいました。この素敵な本と出あわせてくださったお二人と、サンガの皆さまに、深くお礼を申し上げます。

そして、本書をお手に取ってくださった読者の皆さまに、こころより感謝を申し上げます。ありがとうございます。

本書が、子どもと親御さんはもとより、子どもに日々関わる学校の先生方、教育関係者の方、医療関係者の方、カウンセラー、セラピスト、それからマインドフルに「いまここ」をゆったりと味わっていたい方々の、ささやかな一助となりますことを、こころより願っております。

二〇一五年　八月

出村　佳子

〈著者プロフィール〉

エリーン・スネル　Eline Snel

1954年、オランダ生まれ。1980年、セラピストとして独立。20年以上にわたり、メディテーションとマインドフルネスのトレーニング・プログラムを開発。2004年、教育関係者や医療従事者、親、大人、子どものために、8週間のマインドフルネス・コースを教え始める。

オランダ、ルースデンのマインドフル・ティーチング・アカデミー（Academy for Mindful Teaching —AMT）の創設者であり経営者。

同僚とともに、子どもトレーナー養成コースで専門家のために「子どもと青少年（4才から19才まで）向けマインドフルネス・トレーニング・プログラム“マインドフルネス・マターズ”」を教えている。ベルギー、フランス、ドイツなど海外でも活動する。

■著者HP　http://www.elinesnel.com/

〈訳者プロフィール〉

出村佳子　Yoshiko Demura

石川県生まれ。翻訳家。訳書に『マインドフルネス――気づきの瞑想』『マインドフルネスを越えて――集中と気づきの正しい実践』『8（エイト）マインドフル・ステップス――ブッダが教えた幸せの実践』（以上、サンガ）がある。

■訳者HP　http://sukhi-hotu.blogspot.jp/

親と子どものためのマインドフルネス

1日3分！「くらべない子育て」でクリエイティブな脳とこころを育てる

2015年9月1日　第1刷発行
2017年11月1日　第5刷発行

著　者　エリーン・スネル
訳　者　出村佳子
発行者　島影　透
発行所　株式会社サンガ
〒101-0052　東京都千代田区神田小川町3-28
電　話　03（6273）2181
ＦＡＸ　03（6273）2182
ホームページ　http://www.samgha.co.jp/
郵便振替　02230-0-49885（株）サンガ

印刷・製本　株式会社シナノ

Printed and Bounded in Japan
ISBN978-4-86564-025-0

Sitting Still Like a Frog

エリーン・スネル 著　出村佳子 訳

total：約57分

親と子どものためのマインドフルネス

気持ちがスーっと落ち着くマインドフルネス・エクササイズCD

01 静かにすわろう　Exercise1：Sitting Still Like a Frog　基本のメディテーション

02 子どものカエル　Exercise2：The Little Frog　基本のメディテーション　エクササイズ①の短縮版

03 呼吸に気づこう　Exercise3：Attention to the Breath　注意をおなかに向ける

04 スパゲッティ・テスト　Exercise4：The Spaghetti Test　からだのリラックス

05 ストップ・ボタン　Exercise5：The Pause Button　自動的な反応をやめる

06 いやな気持ちの手あて　Exercise6：First Aid for Unpleasant Feelings

07 安全な場所　Exercise7：A Safe Place　ビジュアライゼーション

08 悩みのベルトコンベア　Exercise8：The Conveyor Belt of Worries　思考や悩みが止まらないとき

09 思いやり　Exercise9：A Little Boost

10 こころの部屋の宝物　Exercise10：The Secret of the Heart Chamber

11 ゆっくりおやすみ　Exercise11：Sleep Tight